玄侑宗久

自愛の手引書

養生事始《ようじょうことはじめ》

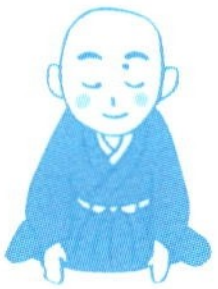

清流出版

自愛の手引書

養生事始

目次

イラスト——川口澄子
本文設計・デザイン——静野あゆみ（ハリロンデザイン）

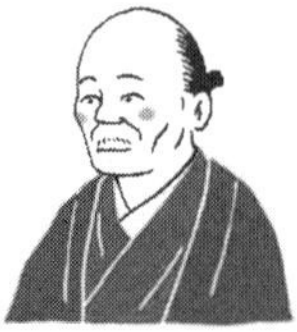

『養生訓』と貝原益軒

『養生訓』

からだと心の養生を取り結び、人間の養生について書いたもの。いわゆる医学専門の本ではなく、一般向けの生活心得書として、著者の貝原益軒が84歳（正徳3年）のときに発行されている。また、益軒自身が、『養生訓』に書かれた教えを実践した。
8巻からなり、第1巻と第2巻が「総論」、第3巻と第4巻が「飲食」、第5巻では「官」（耳や口などの5官の働きからからだを清潔に保つ営みなど）、第6巻「病を慎む」（病気に罹ったときの心得）、第7巻「薬を用いる」、第8巻「養老」（老人・幼児の養生、鍼灸など）で構成されている。

貝原益軒

江戸前期の儒学者・本草家《1630（寛永7）年～1714（正徳4）年》。筑前（現在の福岡県）の福岡藩士の5男として生まれる。朱子学、本草学などを学ぶ。書物だけに捉われず、自分で確かめる博物学的実証主義を貫いた。著書は『養生訓』のほかに、『大疑録』『大和本草』『和俗童子訓』『和州巡覧記』などがある。

参考文献：『養生訓・和俗童子訓』（岩波文庫）

お大切

年間の自殺者数が、十二年連続で三万人を超えた。

地震も怖い。餓死する人々も世界では年間二万人を超えている。しかしもっと怖いのは、自らのいのちを大切に保とうと思わない人々の増加である。

いのちがなぜ大切なのか、それは難しい問題である。おそらく合理的な答えはないだろう。というより、合理的な考えには必ず反論がありえるから、大切じゃないと思う人もその結論を合理的に導いたということを忘れてはいけない。

合理性などというのは、そのくらい恣意《しい》的で半端なものなのである。

ならばいのちが大切だと感じる人には、どういう根拠があるのか、というと、まずおそらくは幼い頃に、大切にされた体験があるということだろう。無条件に抱き、微笑《ほほえ》み、食べ物を与えてくれた親たちの存在が大きいはずである。

しかし最近は、不幸なことに、この体験を欠く人々がいる。いのちが大切であることは、今や自明のことではないのだ。

なんとなく大切にされたから、自分も大切にする。昔はそれでよかったのかもしれないが、今は大切にするといってもその方法さえ知らない人々がいるのである。

幼い頃に浴びせられた非道《ひど》い言葉から立ち直れず、前世にまで自分の存在根拠を求める人々もいる。本当に切ない苦労だと思う。

しかし私は、そのようなやり方ではなく、もっと現実的にいのちが大切だと感じられる方法をご提案したい。

当たり前のことだが、大切にしようと努力し続けていると、それはすぐに大切なものになる。恋人の存在を想えばわかるだろう。恋とは、大切にする行為や思いの総称なのである。ＬＯＶＥが「お大切」と訳された時代もある。

思いが離れたので、メイルも減り、電話もしなくなったと考えがちだが、実際はそうした行為が減ったから思いが離れたのではないだろうか。行為する努力そのものがじつはＬＯＶＥなのである。

それならいのちを大切に思うことも簡単なことだ。なぜ大切なのか、などと理屈を拈《ひね》ってないで、早速大切にしはじめればいい。

いのちを大切にする具体的なやり方のことを、昔から「養生」と呼ぶ。今も畳屋さんとか大工さんなどは、仕事にかかるまえに周囲の部材を傷めないよう養生したりするが、本来的ないのちの養生はあまり顧みられなくなった。

ここでは、貝原益軒《かいばらえきけん》の『養生訓』をはじめ、禅や道教に伝わる方法なども参考にしながら、実際のいのちの養生法を考えてみたい。

いや、考えるというより、私もできるかぎり経験的に書くつもりだから、皆さんも実際に試してみていただきたい。

僧侶としての私は、現実に人が亡くなった場合には、むろん短すぎた人生を批判したりはしない。太く短い生き方とか、善《よ》き人であるがゆえの夭折《ようせつ》など、そんな場合に使える理屈もいろいろあるから、とにかくすべての人生を肯定的に受けとめて見送るのである。

しかしまだ元氣な人々にはそうは申し上げない。からだも心もその本質を知って上《じょう》手《ず》に取り扱えば必ずや長保ちする。それは当然のことではないか。

益軒先生は、「五十なれば不夭《ふよう》と云《いい》て、わか死《じに》にあらず」とおっしゃる。私は不夭にようやく仲間入りした新参者だが、現時点での「お大切」をとにかく綴《つづ》ってみたい。序論なので今回は内容らしい内容がない。川口画伯、あとは宜《よろ》しく。

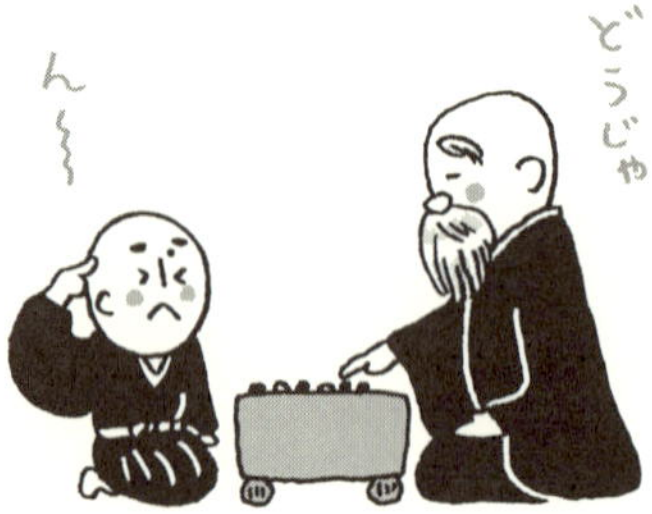

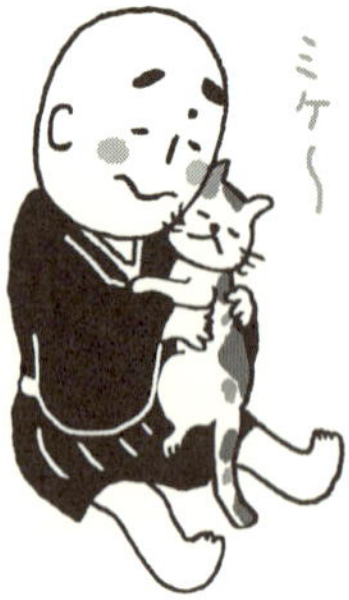

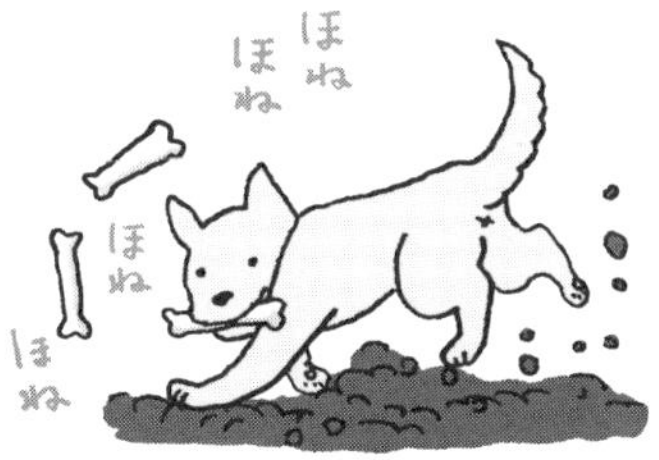
ほね
ほね
ほね
ほね

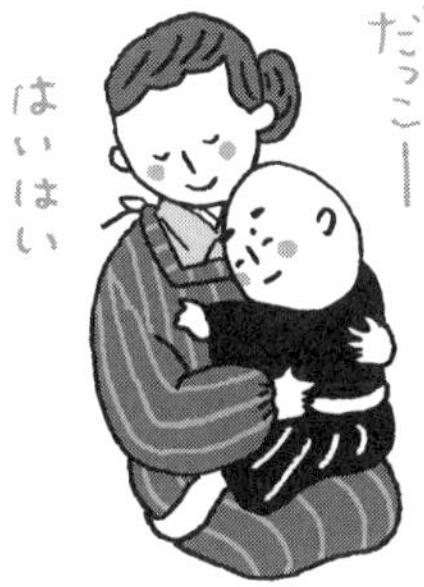
だっこー
はいはい

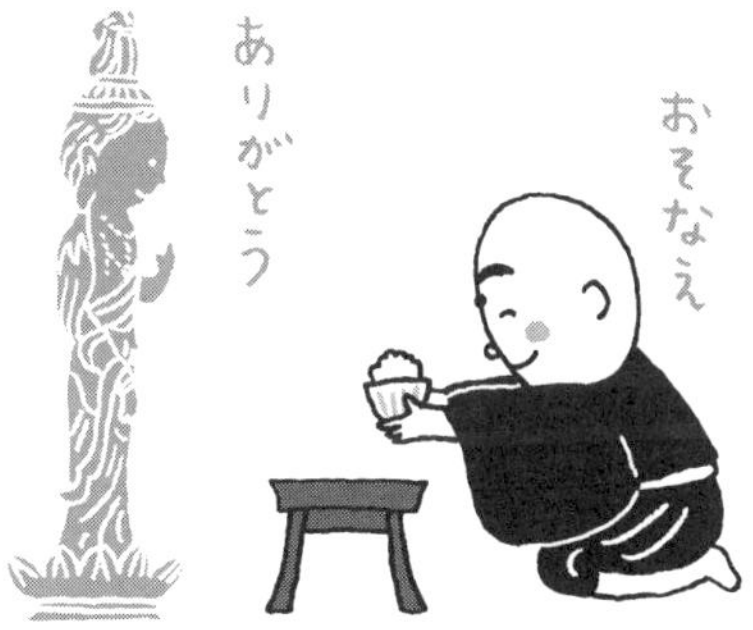
ありがとう
おそなえ

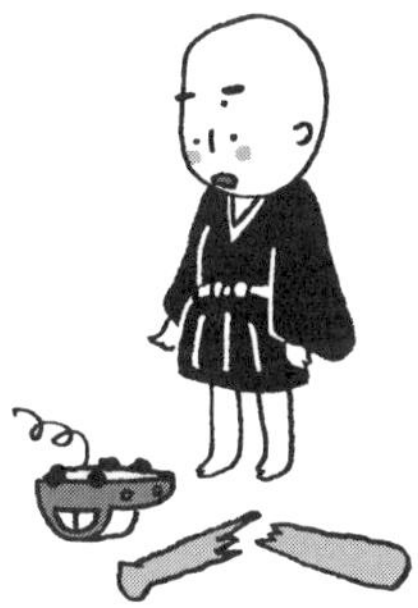

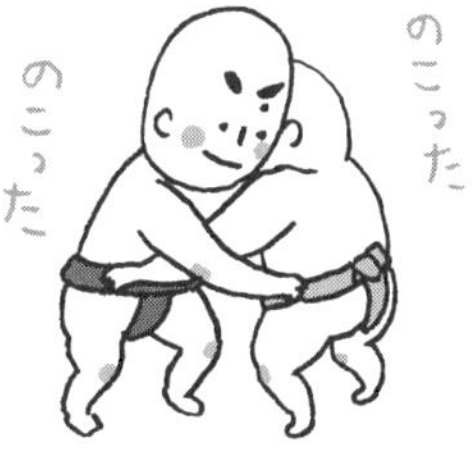
のこった
のこった

内慾《ないよく》を去って天年を保つ

寿命について、なぜかそれは生まれつき決まっていて、変更の利かないものだと思い込んでいる方がいる。しかしこれは大きな誤解である。「寿命」とは、死んでしまった場合にそれを納得するための言葉であり、考え方であって、決して未来が決まっているというのではない。

おそらくこの誤解を生むもとになったのは、『倶舎論《くしゃろん》』に出てくる「定命《じょうみょう》」という言葉だろうと思う。なるほどそこには、人間の命の長さが前世から決まっていると書かれている。しかしもっと詳しくこれを読んでみると、時代状況によって誤差は生じるものの、定命は最長では八万歳、最短では十歳だと述べられている。いったいあなたは、たとえば七万五千歳の老婆に会ったことがあるだろうか。また九歳以下で死ぬ子どもの場合はどう解釈するのか。このことだけ見ても、定命など認められないのは明らかではないか。

だいたい仏教では、あらゆる出来事はそれ以外の事物との関係性によって生ずると見る。それは「縁起《えんぎ》の法《ほう》」と呼ばれる。生き方に関係しない定命を認めるというなら、仏教など店じまいしなくてはなるまい。

貝原益軒先生は、『荘子』にならって「天年《てんねん》」という言葉を使い、これを長く保つべし、とおっしゃる。長く保つための心がけを説くのだから、天年とは天から授かった最大寿命のようにも思える。あとは減点法で、養生の術をよく学び実践しないと、それがどんどん短くなるというのである。

人の命は自分の心がけによって決まるのであって、天のせいではない。老子もそう言っていると、『養生訓』には書いてある。ちなみに老子は中国の春秋時代、百六十歳あるいは二百余歳までも生きたとされ、道教の始祖とされる人物である。

さらに『養生訓』には「長命ならんも、短命ならんも、我が心のままなり」と云《い》う。ここでの心とは心がけのことで、益軒先生はとにかくわが身をそこなうものは去れ、それは内慾《ないよく》と外邪《がいじゃ》なのだと力説されるのだが、ここでは内慾についてだけ注意しておきたい。

内慾が寿命を縮めるという認識は、どの程度おもちだろうか。飲食の慾、好色の慾、睡眠慾などを過ごしてはいけないというのは、おそらく現代医学でも同じことを云うだろう。好色については定かでないが、摂取カロリーや睡眠時間が多すぎると長生きできないというデータは見たことがある。しかし益軒先生のおっしゃる内慾には、ほかに言語をほしゐままにするの慾、というのがある。これはちょっと、ヤバイ。

しかしこれは、次に述べられる七情の慾との関連で考えるべきだろう。怒り、憂い、悲しみ、恐れ、驚きという五つの感情は、分泌ホルモンなどを思ってもからだに悪そうだ。ところが七情にはあと二つ、喜びと思いというのも加わるのである。

喜びがどうしていけないのか。思いはなぜ悪いのか。

端的にいえば、この二つは両方とも陽の氣を増進する。植物で云えば枝葉や花にあたり、言語をほしゐままにすることも同様である。しかも思いと言語は直接にリンクしている。

かんじざいぼさぎょうじんはんにゃはらみた
観自在菩薩行深般若波羅蜜多
時照見五蘊皆空度
時しょうけんごうんかいくうど
一切苦厄舎利子色不異空
いっさいくやくしゃりししきふいくう
空不異色色即是色
くうふいしきしきそくぜしき
受想行識亦復如是舎利子
ふくしょうぎょうしきやくぶにょぜ
是諸法空相不生不滅
ぜしょほうくうそうふしょうふめつ
不垢不浄不増不減是故空中
ふくふじょうふぞうふげんぜこくうちゅう
無色無受想行
むしきむじゅそうぎょう
無眼耳鼻舌身意
むげんにびぜっしんに
無色声香味触法無眼界乃至
むしきしょうこうみそくほうむげんかいないし

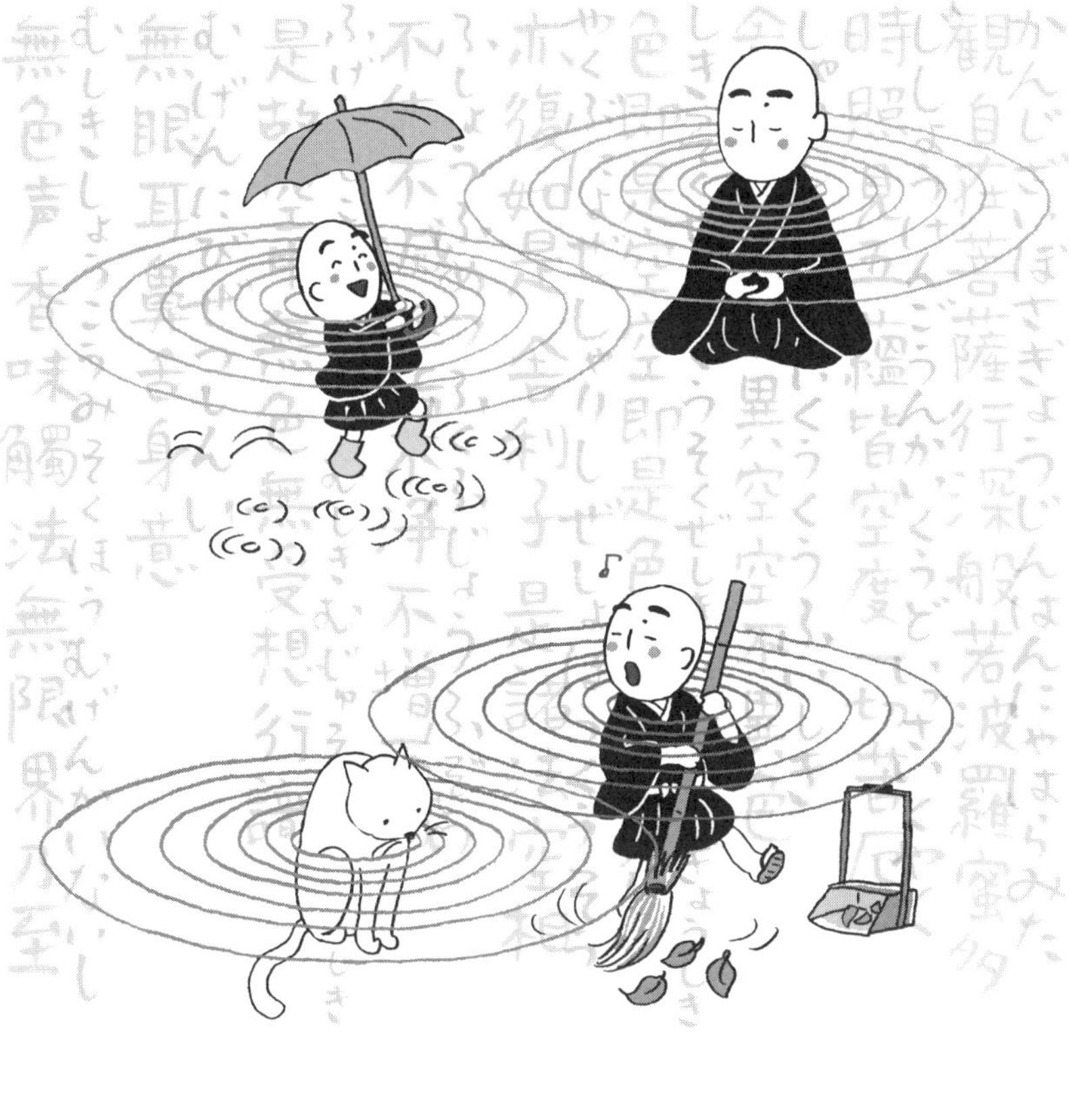

いのちの養生には、根を養うこと、陰を充実させることがむしろ大切である。放っておくといのちは分かれて先細り、徒花《あだばな》ばかり咲かせるから、どっしりと動かずに包み込んで吸い上げる時間をもたなくてはならない。それはどうすれば叶《かな》うのか、というと、私とすればやはり坐禅だと申し上げたい。

ただ初心者の坐禅ではかえって言語が頭のなかでほしいままに飛び交ったりもするから、それを防ぐにはお経を暗記して唱えることをお勧めしたい。読経中は言語でものを考えることはできない。またじつは七情の慾からも、難なく去ることが可能なのである。

身は心のやっこなり

前回ふいに陰陽《いんよう》をもちだしたので、驚かれた方もいるかもしれない。ここで少し、漢方流のいのちの考え方に触れておこう。

中国ではいのちの本体を「元氣《げんき》」という言葉で表わす。これは宇宙にもいきわたっているエネルギーのようなものだが、個人にも授かっている。ちょうどインド哲学でいうブラフマン（梵《ぼん》）とアートマン（我《が》）の関係に似ているかもしれない。本体と同質のものが個人にも分与され、私も全体の一部として生きることができる。

元氣は生命力を生産し続けるわけだが、これを中国人は陰と陽という二種類の力の出合いなのだと理解した。あくまでもそれは解釈だから、実体視してはいけないのだが、太極図と呼ばれる図とともにこの考え方は深く浸透した。

基本的に陽は動くこと、陰は動かずに止まっている状態だが、陽の力を象徴するのが龍、そして陰のほうは虎である。虎もむろん動くけれど、その歩き方がまるで大地の氣を吸い取るかのように見えたかららしい。陰の本拠地は大地、陽の方は天だ。

龍虎図という絵はよく見かけるが、それ自体が太極図と同じく、エネルギーの発生現場ということだ。禅には「龍は吟《ぎん》じ、虎は嘯《うそぶ》く」という言葉がある。これは最高に元氣の溢《あふ》れた状態と云《い》えるだろう。

陰と陽は、女と男、地と天、冬と夏など、さまざまな両極と考えられるが、要するに生きて変化しているものでは必ずこの両方の力が交叉し、渦巻いていると思えばいい。大小さまざまなスケールのいのちがあるけれど、この考え方は最小の単位である細胞にまで適応できる。

ゲーテはイタリアに住んでいた頃、個人用の植物園をもってつぶさに植物を観察したが、その成長には直線的に伸びようとする男性性と、蔓《つる》のように巻きつこうとする女性性があると結論づけた。女性が巻きつくものかどうかはともかく、これも陰陽の分類に似た観察である。

そのようにして生産される元氣を、そこなわずに保つことこそ養生の基本だと云え

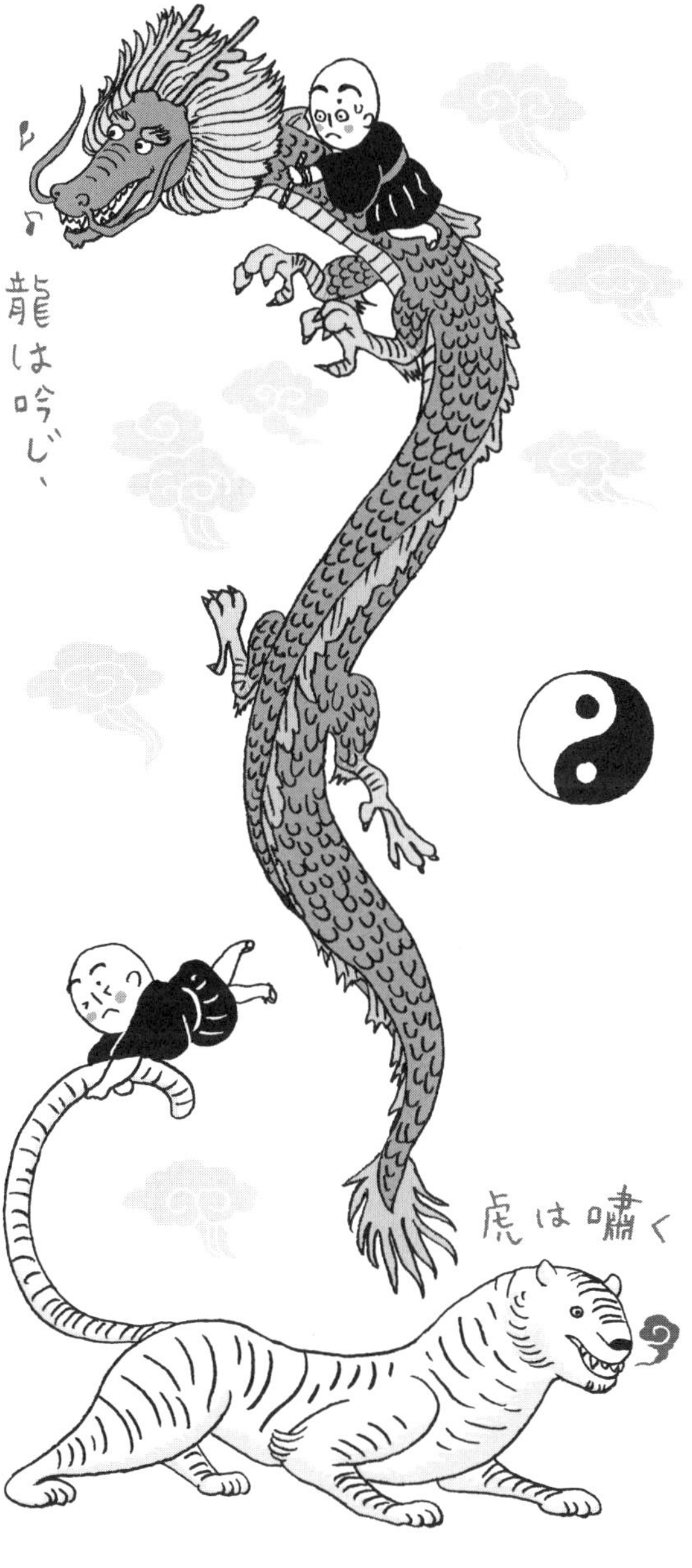

龍は吟じ、
虎は嘯く

るだろう。そこで前回は、最も元氣をそこないやすい内欲《ないよく》とその制御について、貝原益軒先生の言葉を紹介したのである。

陰陽の観点からすれば、からだは動いて陽、心は静まって陰であることが望ましい。『養生訓』には「心は身の主《あるじ》なり。しづかにして安からしむべし。身は心のやっこ（奴）なり。うごかして労せしむべし」とある。しかし最近の生活環境を見ていると、どうもこの逆のように思えてならない。体はデスクから動かさず、心は意馬心猿《いばしんえん》とばかりに動きまわる。これでは元氣が消耗するに決まってる。

元氣はもともと本体から分与されたものだが、個人のなかで増補することもできる。その際の要が、運動と、心がその身の主であることだというのだが、主とはいったいどんな存在なのだろう。

主の思うとおりに奴は動く、はずである。奴が勝手に動いてしまうとすれば、意識喪失と呼ばれ、夢遊病、あるいは多重人格まで疑わなくてはなるまい。しかし主は、奴に命令するだけでよいものだろうか。ここが主としての心の大事な役目なのだが、命じたあとは必ず見守らなくてはならないのである。

これは社長と社員の関係にも似ている。ああ、やってるねと、声はかけなくとも温かな眼差《まなざ》しを向けるだけでいい。それだけで社員のやる氣は見違えてよくなる。同じように、今動いているからだの部分に逐一《ちくいち》自分の意識を向けてあげるのである。

なにかを持つならその手に意識を置き、歩くときは大地との接触面に意識を向ける。会社では社長がどこまでも従いていけば嫌がられるだろうが、からだという奴はそれをなにより喜ぶ。主も現場にいれば、遠くで心配しながら傍観しているより憂いもなく無心でいられる。じつはこの主と奴の信頼関係こそが、元氣を生みだすのである。

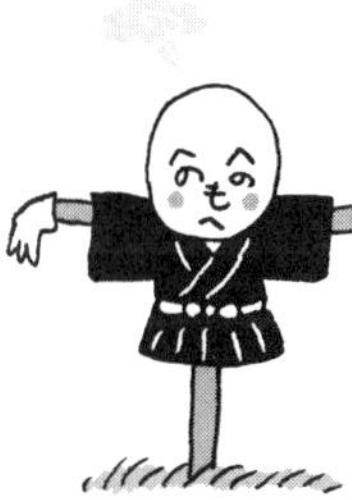

短く深い、上質なねぶり

人間の三大欲求は、食欲、性欲、睡眠欲とされる。『養生訓』によれば、飲食の慾《よく》、色の慾、そして睡《ねぶり》の慾と書かれる。内慾《ないよく》の代表である。

たいてい、色や飲食をひかえるべきことは、常識的に承知していても、意外に知られていないのが、睡眠も少なくすべきことである。

益軒先生によれば、「いぬる事をすくなくするが養生の道なることは人しらず。ねぶりをすくなくすれば、無病になるは、元氣めぐりやすきが故也」ということになる。

健康のためのテレビ番組などでも、睡眠についてはたいていじゅうぶんに摂《と》るようにと勧めていることが多い。よく眠らないと、きっと化粧のノリもよくないと思い込んでいるのではないだろうか。しかしそれは、単にその人の習慣からの類推にすぎない。化粧のノリもお肌の色艶も、基本的には元氣でなければよくはならない。元氣であるためには睡眠は少なくせよというのだから、これは完全な勘違いと云《い》えるだろう。

思い込みというのは本当に恐ろしい。思い込みが習慣をつくり、しかも一つだけの習慣で人は勝手な健康観までつくってしまうから困るのである。

私の修行道場での体験は、それまでの睡眠についての習慣と思い込みを一変させるものであった。

それまでは、たぶん私は七時間以上寝ていたし、そうしないとからだに悪いと思い込んでいたと思う。ところが道場に入ってみると、摂心《せっしん》という集中的な修行期間には四時間弱しか眠れない。ふだんでもせいぜい五時間程度ではなかっただろうか。しかも昼間はキツイ作務《さむ》でくたくただし、長すぎる坐禅で足腰も痛い。栄養も摂れない。いったい私はどうなるのだろうと、不安になったものである。

しかしひと月もすると、自分がどんどん元氣になり、若返っているような自覚がはっきり芽生えてきた。筋肉もついてくるし、血行もよくなっていくではないか。思えばそこでは、益軒先生のおっしゃるように、性欲を筆頭に、食欲も睡眠欲もぎりぎりまで抑えられていたのである。

ただ誤解しないでいただきたいのは、どんな睡眠でも短いほうがいいというわけではない。短くて済む睡眠というのは、深くて上質なのである。

明るいうちはからだを奴《やっこ》のように動かし、暗くなると心を静かに安らかにする坐禅に励む。道場でのそんな暮らしが、たぶん理想の睡眠を招いてくれたのだと思う。

深くて上質な睡眠では、ほとんど夢を見ることもない。どうしても夢を見たい、その夢を反芻したい、などという方は、もう少しうだうだ寝ればいいだろう。ただ、長く眠ればそれだけ元氣になるという思い込みだけは捨て、そのうえでうだうだしていただきたい。

私の実感としては、頭脳労働の場合は、からだを動かす仕事よりも少し多めに眠ったほうがよさそうだ。

いずれにしても、横になったら遠浅ではなく、断崖を降りるように一氣に眠りに落ちるのがいい。

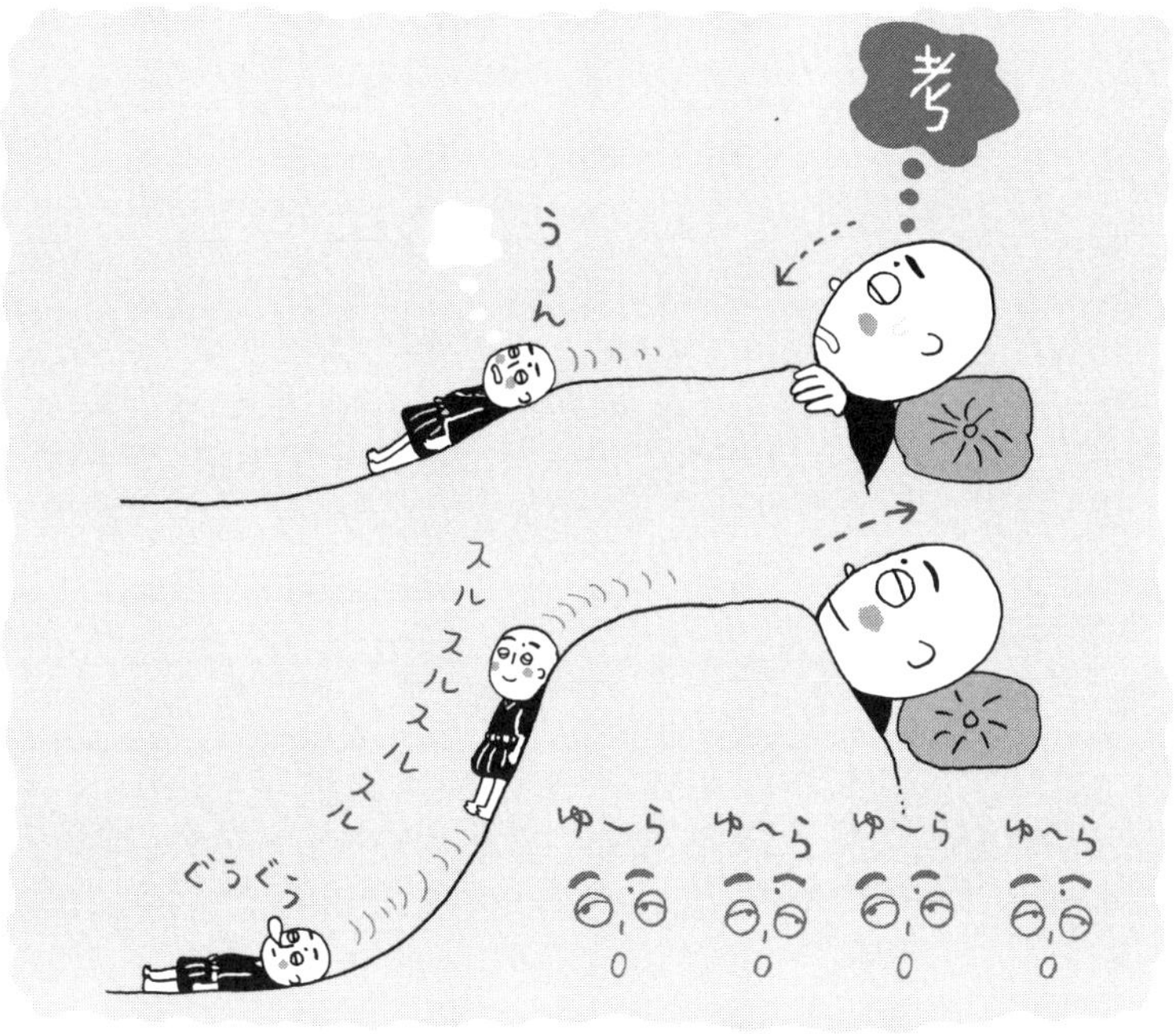
考
う〜ん
スルスルスルスル
ぐうぐう
ゆ〜ら
ゆ〜ら
ゆ〜ら
ゆ〜ら

眠りにくければ、熟睡状態を自分でつくってしまうことをお勧めする。閉じた瞼《まぶた》の内側を睨《にら》んでいたら眠れないから、目線を水平線より少し上に運び、ゆっくり左右に揺らしてあげるのである。眠れず、なにかを考えている場合は目線が必ず水平より下に向いている。

眠りの質を高め、どうか睡眠をやや少なめにして元氣になっていただきたい。ただし、たまにはどかっと寝てみるのもいい。規則正しくはいいけれど、あまりそのことに脅迫されるのは宜《よろ》しくない。

「重くなった」睡眠法

より良い睡眠のために、眠るときの意識の扱い方にも触れておこう。

これは眠るときだけにかぎらないのだが、からだをどこかに接しているときは、その接触面に意識を置くことで全身が脱力できる。むろん人は、どこにもからだを接していない状態など、ジャンプの最中でもなければありえない。最低限、足の裏は接触していることが多いわけだが、この状態での脱力は意外に難しいから、別の機会にゆずり、ここでは横になった姿勢での意識の扱い方と脱力法について考えてみよう。

ふつう、砂地に猫や犬が横たわると、猫型、犬型に砂がへこむ。これは彼らが、うまい具合に全身を脱力しているからである。

ところがヒトは、砂浜に寝そべっても、たいてい頭、肩甲骨《けんこうこつ》、腰、脹脛《ふくらはぎ》、そして踵《かかと》あたりが窪《くぼ》むだけでそれ以外の部分の跡《あと》はつかないことが多い。直立したことによほど理由があったのか、その緊張が横になってもほどけない。夜、蒲団《ふとん》に横になってもそういう状態だから、なかなか良い眠りが摂れないのだろう。

そういう人は、まず右脚に意識を向け、その脚ぜんたいが「重くなった」と念じてみよう。念じるというと、すぐ「重くなりますように」と思う人が多いけれど、そういう不確定な未来を念じるのではなく、すでに「重くなった」と完了形で念じるのである。からだを騙《だま》すと云《い》えば人聞きが悪いが、それもからだのためを思えばこその親心である。

よほどひねくれた人でないかぎり、自分の意識の言うことにからだは素直なものである。なんといっても「心はからだの主《あるじ》」だから、ほどなく右脚は重くなってくる。「持ち上げられないくらい重くなった」と、念には念を入れて念じよう。するとアラ不思議、右脚は重くなるだけでなく、ぽかぽか温まってくる。要するに、重くなるということは毛細血管が開いたということだから、盛んになった血流が脚を温めたのである。

右脚が済んだら左脚、そして右手、左手、さらには腰や肩、首へと意識を動かして

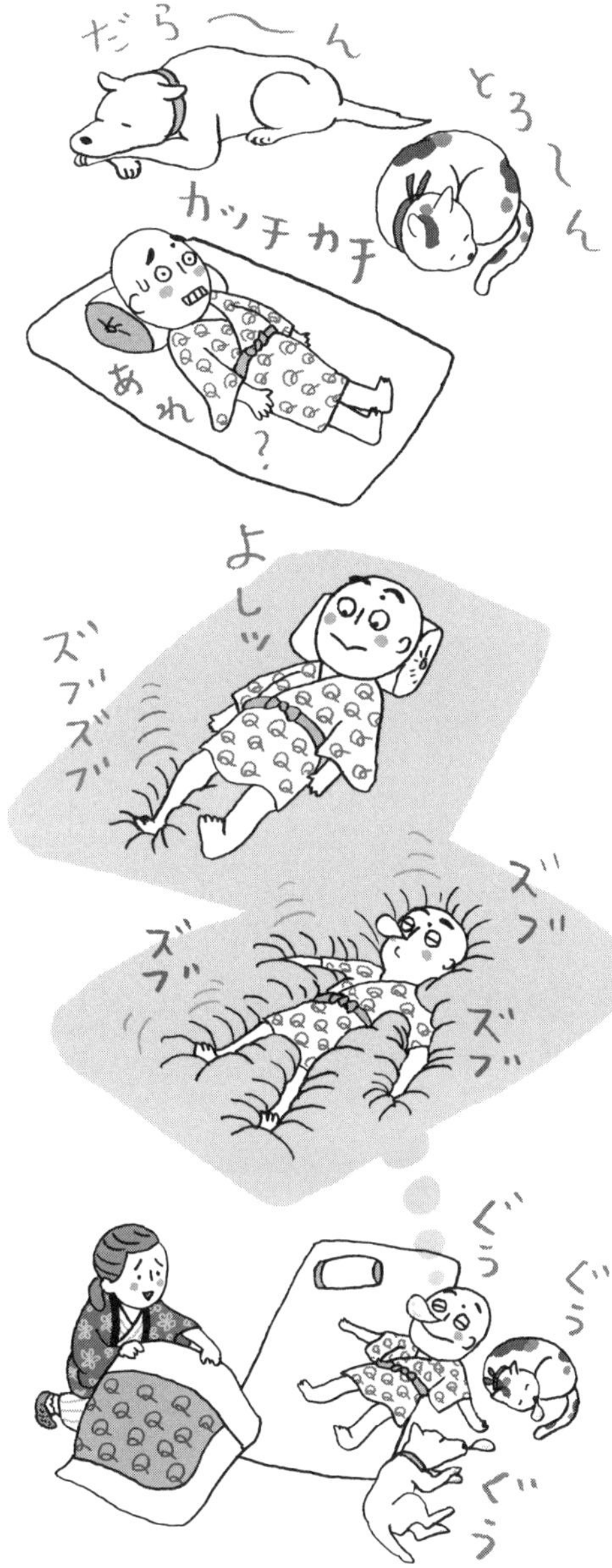
だら〜ん
とろ〜ん
カッチカチ
あれ？
よしッ
ズブズブ
ズブ
ズブ
ズブ
ぐう
ぐう
ぐう

くる。次々に脱力して蒲団に全身が密着してくると、ようやくナム（犬）やタマ（猫）にも負けないくらいの、ヒト型の寝型ができるという寸法である。

慣れてくれれば、全身いっぺんに「重くなった」と思うことも可能になる。そうなると、「重くなった」と言葉で念じなくとも、いきなりからだの裏側ぜんたいがたとえば一枚の鉄板になり、シーツにめり込む画像を浮かべてもいい。

これと似た方法は、自立訓練法などでも用いられる。またヨーガのシャヴァ・アーサナ（屍《しかばね》のポーズ）にも似ているが、意識的な脱力の場合は寝ていても氣血が元氣にからだを巡っており、じつは屍とは似ても似つかないのである。

どうしても部分的に力が抜けないという方は、いったん全身に力を込め続け、そのあとで一氣に脱力してみたらいい。また臨済《りんざい》宗中興の祖と云われる白隠《はくいん》禅師は、寝る前には足の裏を揉《も》めという。足裏と耳には全身のツボがあるから、足裏を刺激することで一日の全身の疲れがほぐされるのである。

横になってもまだ寝たくない人は、テレビを視《み》ながらでもいいから枕をはずし、後頭部を五センチほど蒲団から浮かしたまま保つ。ふだん首の前側の筋肉はほとんど使っておらず、背面だけを使うために項《うなじ》が凝る。これはだから首の内側の筋肉を鍛える運動である。しばらくすると震えがくると思うが、そのくらいまで辛抱してみよう。前後の筋肉のバランスがとれれば首の凝りもなくなるはずである。むろんそこまでしたうえで「重くなった」と念じれば、上質のねぶりへの急降下は間違いない。

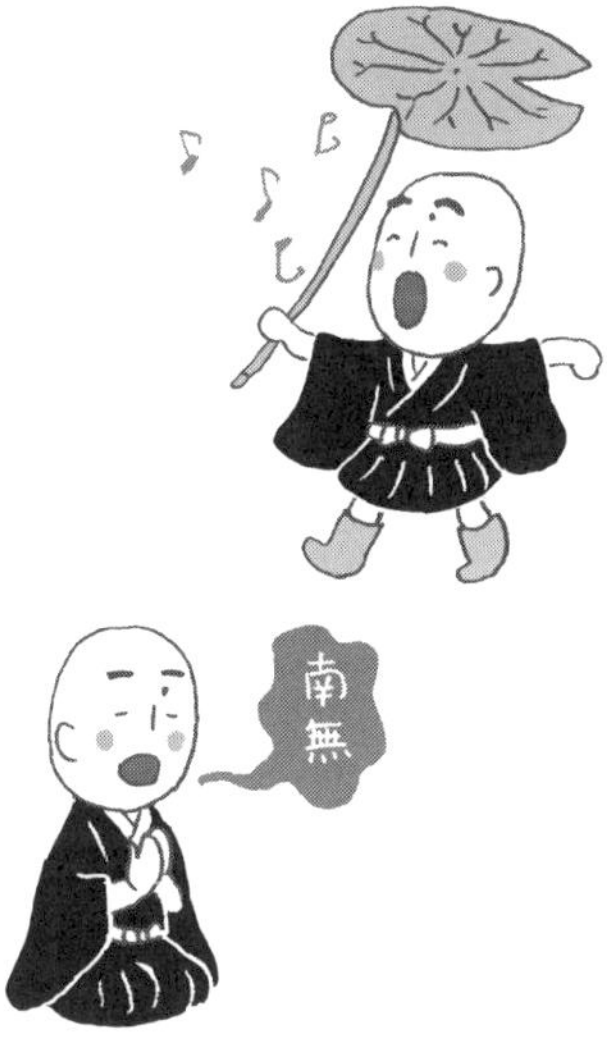

昼寝の功罪

夜の眠り方については二回ほど書いたが、では昼寝についてはどう考えたらいいのだろう。

これは現在のお医者さんたちのあいだでも意見が分かれるようで、なるほど世間にも昼寝をする家としない家があり、そのどちらがからだにいいのかは判断の難しいところだ。

しかし益軒先生はきっぱりと昼寝を禁じている。基本的に飲食は身を養い、ねぶり臥《ふす》は氣を養うものとはしながら、「ねぶり臥《ふ》す事、時ならざれば、元氣をそこなう」とおっしゃる。「よく生を養ふ人は、つと（夙）におき（起き）、よは（夜半）にいねて、昼いねず」だそうである。

理由としては、昼にかぎらず食後に臥すと、氣血が滞ってしまうからである。「夜も飲食の消化せざる内に早くふせば、氣をふさぎ病を生ず」と云《い》い、「是《これ》養生の道におゐて尤《もっと》もいむ（忌む）べし」とまで書いている。同じ理由で、食後には久しく安坐することもいけない。要するに食後に動かないでいると、氣がふさがって病になり、それが習慣化すると寿命も短くなるというのだ。

だから益軒先生は、食後はすみやかに散歩することを勧める。毎度「三百歩すべし」。また「おりおり五六町歩行するは尤よし」と付け加えている。

氣がふさがったり滞ったりという感覚は、実感としてもてるものではないだろう。逆の状態が『養生訓』には「神氣《しんき》いさぎよし」と表現されている。これも分かりにくいかもしれないが、昼寝から目覚めたときのもやっとした感じが「神氣いさぎよくない」状態だと云えばなんとなく諒解《りょうかい》いただけるだろうか。これは腹中が「清虚」でないため、「めぐりふさがる」からなのだそうだ。

私は勝手に思うのだが、おそらくこのからだというさまざまな臓器機能の複合体においては、仕事量や時間の極端な偏りや不平等に対して、特定の臓器がむくれてストを起こすということもあるのではないか。

どんな状況でも常に孤独に淡々と働いている心臓や肝臓、腎臓などは、たぶん徳が高いために氣にならないのかもしれないが、たとえば胃や腸などは、ほかの部分が休んでいるときには自分も休みたい。自分だけが働くのは嫌だと思っているのではないだろうか。

食後すぐに眠ると、そのような不平等があっさり実現してしまう。短時間なら胃だけだが、長く眠れば腸までが理不尽で不平等な残業に駆りだされることになる。

むろん彼らが円満な高い徳を身につけ、そんな労働にも微笑しながら従事してくれることを私も願ってやまないが、そんなないものねだりよりも先に、我々としてはまず臓器をできるかぎり「清虚」にして、平等な労働環境づくりに協力すべきではないだろうか。

万が一残業している社員（臓器）がいる場合は、せめて社長（意識）だけでも出かけずに（眠らずに）、見守るという姿勢が重要だろう。起きてさえいれば、ああ社長もつきあってくれていると思い、残業の社員も張りきってくれるに違いない。

誤解しないでいただきたいのだが、私はべつに、食後に重労働せよと申し上げてい

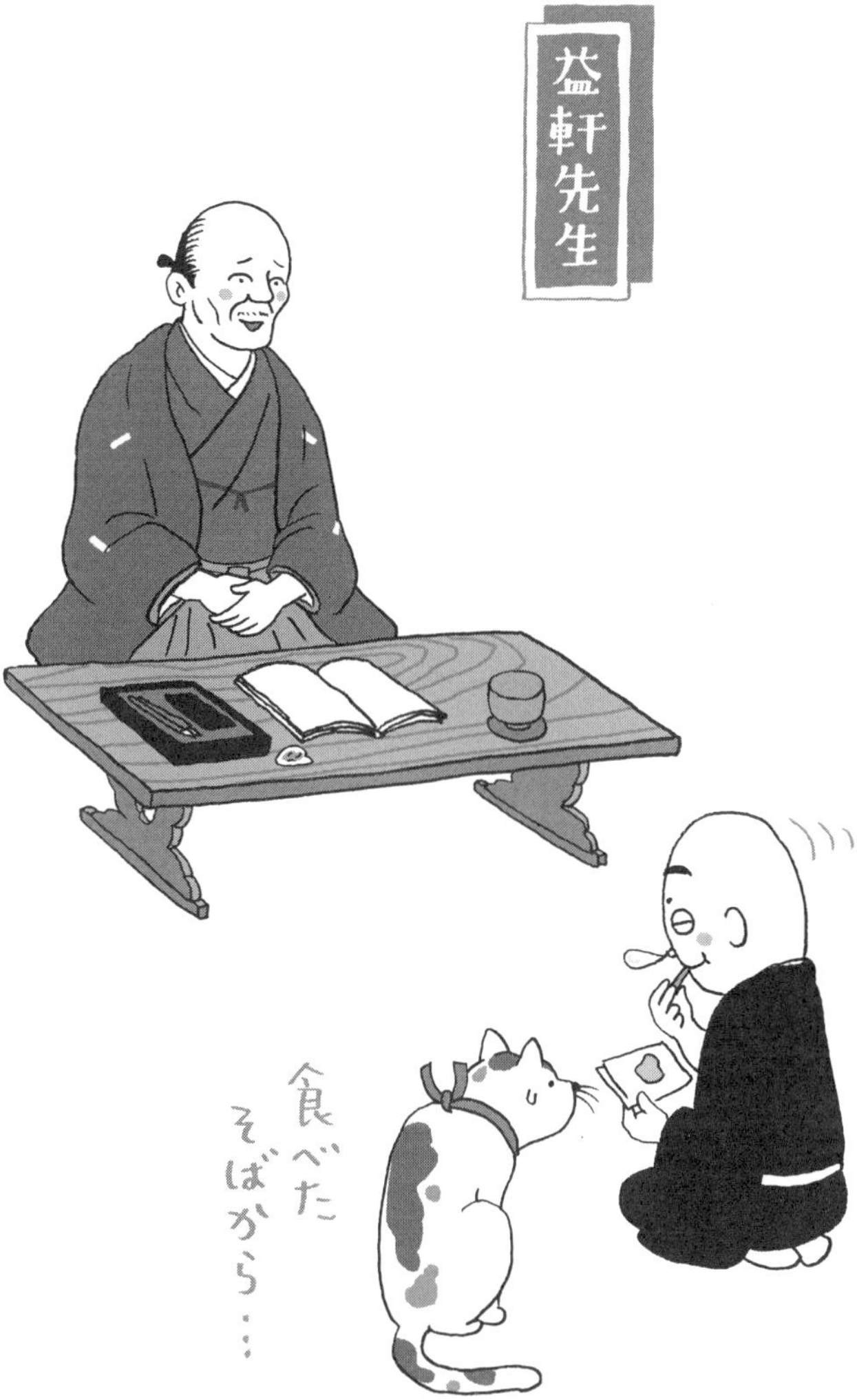
益軒先生
食べたそばから・・・

るわけではない。食後には胃腸に血流が多くなっていることは確かなのだから、そのうえなにかしはじめれば、血液を送る心臓の負担は一気に高まってしまう。

昼寝は宜《よろ》しくないけれど、食後の運動は軽くていい。歩行程度がちょうど心臓や肝臓にもやさしく、全身が平等になるのではないだろうか。

ただしこれも、あまり意地になるのは養生によくない。どうしても昼寝したいときはさっさとすればいいのである。

呼吸と丹田

さまざまな呼吸法については五木寛之《いつきひろゆき》氏との対談『息の発見』（平凡社）に詳しいが、ここではおもに『養生訓』に説かれる呼吸法について述べておこう。

益軒先生に特徴的な主張は、一日に一、二度、わざわざ呼吸のために横になるべき、ということだろうか。その際は横になって両足を五寸（一五センチ）ほど開き、さらに両肘はからだから五寸離すようにと、じつに細かい。

ヨーガのシャヴァ・アーサナでは、そこで両手は開いたまま下に向けるが、益軒先生は両手をにぎりかためよ、という。この違いは、あるいは武士としての嗜《たしな》みだろうか。呼吸を調えるだけが目的であり、屍のポーズのように全身脱力する必要はないということなのだろう。

そうして、腹中の古くけがれた氣《き》を少しずつ静かに吐き出し、天地に満ちた清新の氣を鼻から吸い込むのである。

世にはさまざまな呼吸法があるが、いちばん大きな違いは、吐く息を口から吐くのか鼻から吐くのか、ということだろう。じつは坐禅の場合でも、私のいた天龍《てんりゅう》寺僧堂では鼻から吐いたが、じつは口から吐かせる道場も存在する。

ヨーガでも口から吐くことを思うと、もしや暑いインドでは鼻から吸って口から吐いていたのかとも思う。しかし大勢が並んで坐る禅堂では、静けさがとても重んじられるため、どうしても音がして傍迷惑だから口からの吐息をやめていったのだろうか。

いずれにしても、鼻から吐くのも口から吐くのも両方あり、ということは、出口の違いは表面上は大きな違いでありながら、さほど重要な問題ではないということだろう。

大切なのは、吸った息が「深く丹田《たんでん》に入《い》るべし」ということ。そして吐くときには「少しづつしづかに」ということである。坐禅では「深くゆっくり滑らかに」吐くよう指導する。

丹田というのは、臍《へそ》下三寸あたりと云われる。吸った息がそんなところまでいくはずはないだろうと思うかもしれないが、意識をそのあたりへ動かせば、氣血もそこへ運ばれる。東洋で云う呼吸とは、吸った空気の移動ではなく、すでに血液中にはいった酸素の移動と思ったほうが妥当かもしれない。いわゆる内呼吸である。実際に吸い込みながら丹田に意識をもっていくと、そのあたりがぽうっと温まる氣がする、いや、本当に温まるのだから不思議である。

「呼吸をととのへ、しづかにすれば、息やうやう微也」という。やはり益軒先生も、「微か」な息を讃美する。しばらくそのように呼吸していると、次第に「鼻中にまったく氣息なきが如」くなり、「只《ただ》臍の上より氣息往来することを覚」えるようになる。つまり腹から息が直接出入りしているような感覚である。

これによって「神氣定まる」というが、いわば「肚《はら》がすわる」ということだろうか。神とは、外から入った氣を体内で精錬したもの。中国古文献では「こころ」と読ませたりするが、ある種の澄みきった精神作用と考えていいだろう。

まずは丹田に意識をもっていき、そこから息を出入りさせることで　丹田に宿った

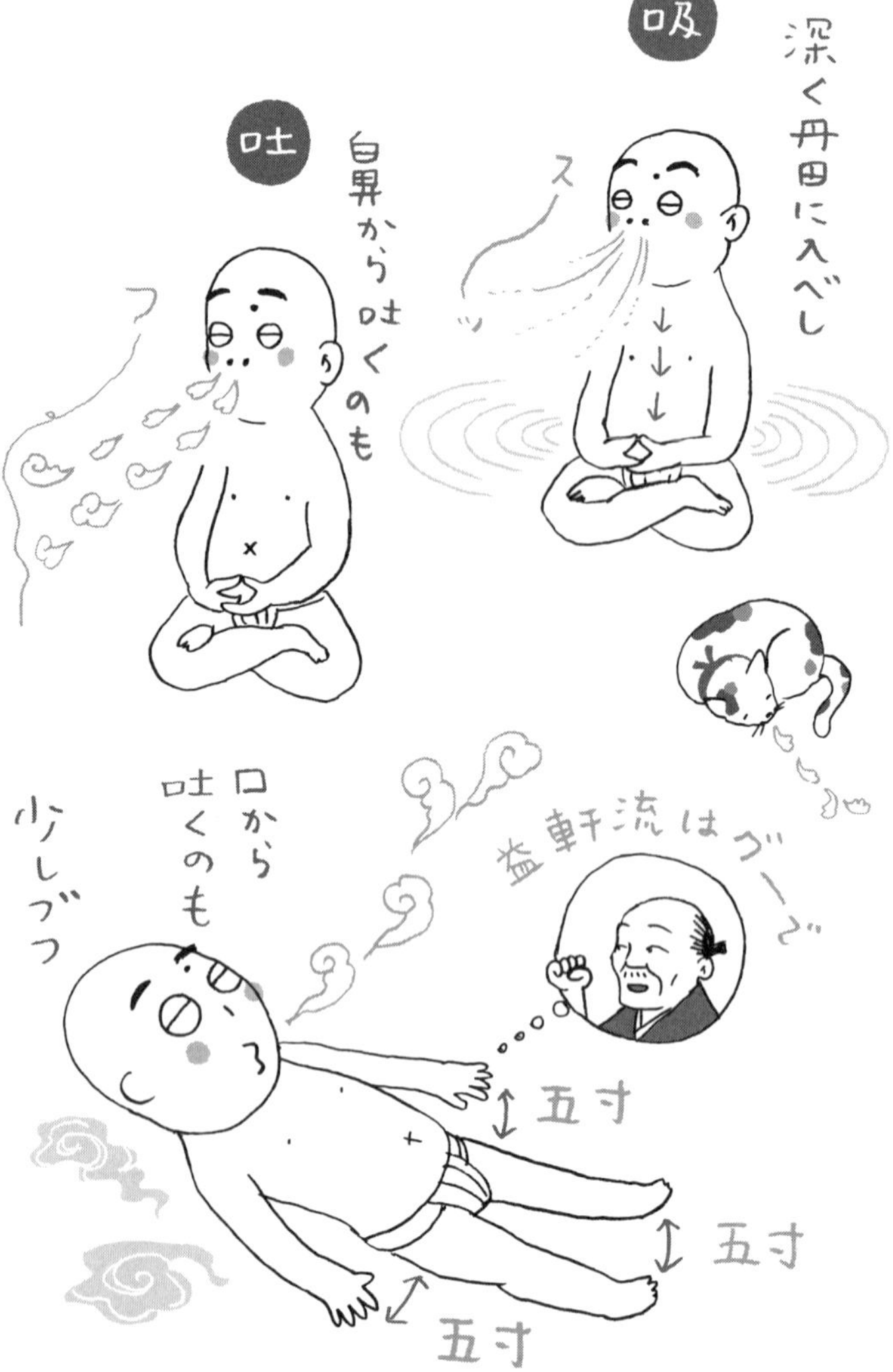
吸
深く丹田に入べし
吐
鼻から吐くのも
口から吐くのも
少しづつ
益軒流はゴーゴ
五寸
五寸
五寸

胎《たい》を練るのが道教風練丹術だが、そうして常に丹田に意識を置くのは、そこがからだの中心部だから、でもある。

水袋のような我々のからだを運ぶには、意識の在処《ありか》、つまり重心を中心部に置かなくては重くて運びようもない。そこに意識を置き続けるためには、休むことのない呼吸を丹田でするのが一番いい。これは扱いにくい心とからだを同時に扱うための、きわめて大切で基本的な技術である。

氣《き》と息

氣と息はむろん違うものだが、「氣息」という熟語もある。「氣息」とは息づかい、呼吸そのもののことである。氣の動きは呼吸だけに由《よ》るわけではないが、呼吸の影響を大きく受けることは間違いない。

風という大地の氣息の変化で天「氣」も変わるように、人の「氣」持ちも息に表われるのだと昔の中国人は氣づいた。だから「息」という字は「自」の「心」と書く。「自」は鼻を正面から見た象形文字。つまり心が鼻からの息に表われてしまうことを意味している。

中国最古の医書である『黄帝内経《こうていだいけい》』の「素問」によれば、怒れば氣は上り、喜べば緩み、悲しめばなんと氣が消えるという。恐れがあると氣は巡らず、寒ければ閉じ、暑ければ泄《も》れる。また驚けば氣は乱れ、労すれば減り、思えば結ばれてしまう。いかにも複雑微妙に、心の在り方に従って氣も変化するわけだが、当然のことながら、この氣の状態に息づかいも連動して変化する。息がせかせかしたり詰まったり、あるいは緩んだり消えかかったり、心の変化のせいで安定した深い呼吸ができなくなってしまうのである。

風の場合は仕方ないが、息は自分でも制御できるではないか。ふだんは自律神経に任せてばかりの呼吸だが、心のままに息も青色吐息になるのではなく、むしろ息のほうから心をコントロールできないか。そう考えた人々が昔からいた。

お釈迦さまはとにかく呼吸を意識せよ、とおっしゃったし、荘子は意識して踵《かかと》（足裏）で呼吸していたらしい。要するに、深く静かな呼吸をすることで、心のほうも安らかに調えたということだろう。

お釈迦さまが説いたと云《い》われる『アーナ・アパーナ・サティ・スートラ（大安般守意経）』によれば、なによりまず自分の息の出入りを意識し、その微妙さを慈しむことが求められる。西洋でも「神は細部に宿りたもう」と云うが、やはりお釈迦さまも息の微細な変化に注意を向けよ、と云うのだから、その息は深く静かになされるものなのだろう。

『天台小止観』では呼吸を四種に分け、音が聞こえたり、滞りがある呼吸は話にならないが、静かな深い呼吸が実現してもそれが無意識になされるのを最上とする。無意識のほうがいいなら、意識するのをやめようなどと、考えてはいけない。日常的に意識し、熟練して身につけばこそ、無意識でも同じことができるようになるのである。

初めから呼吸そのものをあまり意識しない方法としては、お経を唱えたり尺八を吹いたりすることも望ましい。実際、あらゆる宗派の僧侶はお経を唱えるし、禅の法燈《ほっとう》派と云われる一派では修行のために尺八を吹く。

それで諒解《りょうかい》できると思うが、吐《は》く息はとにかく深々とゆっくり長く吐き、吸うときはできるだけ速やかに吸うことが望ましい。速く吸ったほうが呼吸効率がいいことも、最近では実験で確かめられている。

息はそのようにしながら、しかも氣は胸に上げず、丹田《たんでん》に集める。「如此《かくのごとく》すれば氣のぼらず、むね（胸）さはがずして身に力あり」と、益軒先生もおっしゃっている。

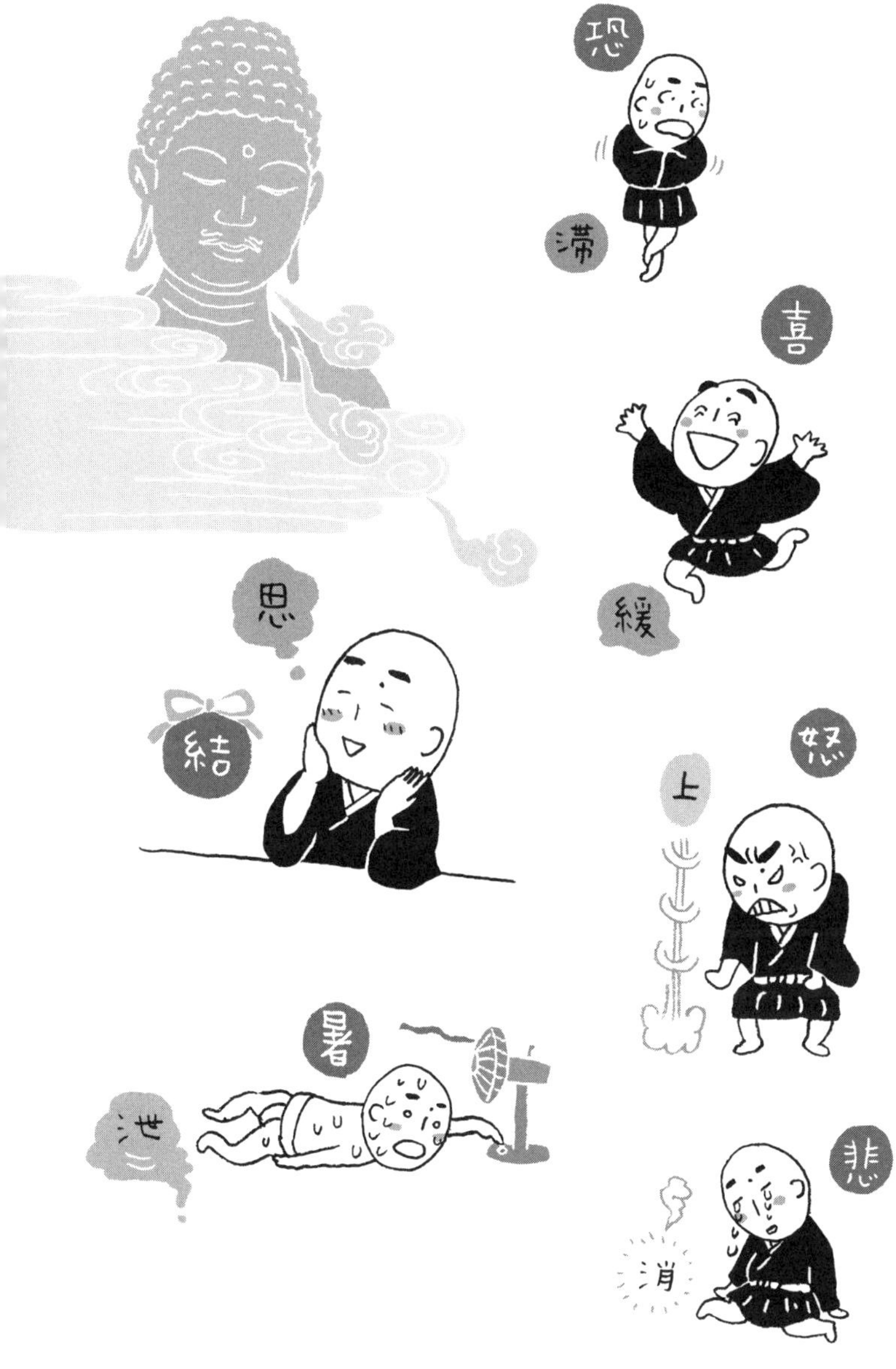
恐
滞
喜
緩
怒
上
悲
消
思
結
暑
泄

氣が丹田からふらふら浮いてくることを「浮氣」という。そうなっては武道も芸術も対人関係も思うようにならず、呼吸も安定しない。

常に浮氣にならず、氣を臍《せい》下《か》におさめておけば、議論しても怒りで冷静を失うことなく、貴人の前でもあがることなく、また敵と戦う際にも実力を発揮できる。道士が氣を養い、修行者が坐禅するのも、みなこの氣を臍下におさめ、本来の元氣をじゅうぶんに活かすためなのである。

氣と息という二つの自然。それはまだ、別々のものとして認識されているだろう。しかしこの二つ、意識の用い方次第ではほぼ合流するようなのだが、それについてはまだうまく言えない。

私の呼吸法

具体的に私が日常的にしている呼吸法を紹介しておこう。

体内の息をとことん吐《は》ききったあと、鼻から吸った息でまずは下腹部を満たし、胸にも入れ、さらには脳天の少し上まで吸い込んだイメージをもつ。いわゆる腹式呼吸というより、胸部にも入れる点ではヨーガの完全呼吸に似ている。

胸で終わらず脳天、さらにその少し上まで、というのは、我々のからだは決して眼《め》に見える輪郭までの存在ではなく、固体よりも液体、さらには氣体にまで広がる生き物だと思うからである。

しかもこの吸氣は、ほとんど瞬時に行なう。瞬時に効率的に吸うには、ビジュアルなイメージを利用するのが有効だろう。私はそれを「喫水線《きっすいせん》呼吸法」と呼んでいるのだが、まるで袋のなかにきれいな水が満ちてくるように、下腹部から喫水線が上昇する様子を、実際に息を吸いながら想い描くのである。

水でイメージすると、この状態はキリスト教のバプテスマ（洗礼）にも似ている。密教にも灌頂《かんじょう》という儀式があるが、全身を清らかな水に浸し、そこから生まれ変わるのである。

吐く場合にはさらにこのイメージが重要になる。ゆっくり脳天から下がりはじめた喫水線は、息を吐くにしたがって次第に下がり、顔、首、肩、胸と、連続で滑らかに下がっていく。その様子を、できるかぎり具体的に想い描くのである。

不思議なのは、胸あたりまでで息が出尽くしてしまっていても、さらに喫水線が下がるイメージをもち続ければ、あらあら、まだ息が出るではないか、ということである。腹部から丹田《たんでん》まで下ろし、慣れてくればさらに両足まで下げていくのも面白い。ついには荘子のように、足裏から吐き出すことになるわけだが、そこまでいくのはよほど深い呼吸が実現しているということだ。

喫水線はいいけれど、息はどこから出入りするのか。そう思われる方もいるだろう。むろん実際には間違いなく鼻から出入りさせているのだが、喫水線のイメージに慣れたら、丹田の中心部あたりから直接出入りすると感じてみよう。『養生訓』が勧めるのはこれに近い。

さらに足裏まで息を運ぶつもりなら、当然出口も足裏の土踏まずのあたりになる。立っているのか坐っているのか、姿勢によって工夫してみればいいと思う。

それにしても、荘子がいう「踵《かかと》で息す」というのは、むろん吸うほうもなのだろうから、よほど深い息なのだろう。

合氣道などでは、これを意識やイメージだけの問題ではなく捉《とら》えているようだ。指南書には「踵に体重の重力をかけて歩き、踵が着いたらその重力のエネルギーを骨盤底で感じるように意識し、着地に合わせて骨盤底横隔膜を収縮する。つまり踵で呼吸することである」という説明もある。骨盤底横隔膜というのは、骨盤隔膜とも云うが、要するに二つの坐骨と恥《ち》骨とで三角形の床がつくられているのをイメージすればいい。胸部横隔膜が腹腔の屋根とすればそれは床である。その双方を連動させることで、より深い呼吸が実現するのだろう。

坐った状態では、吸氣後にその床を意識しつつ肛門を引き上げれば、踵呼吸と同様

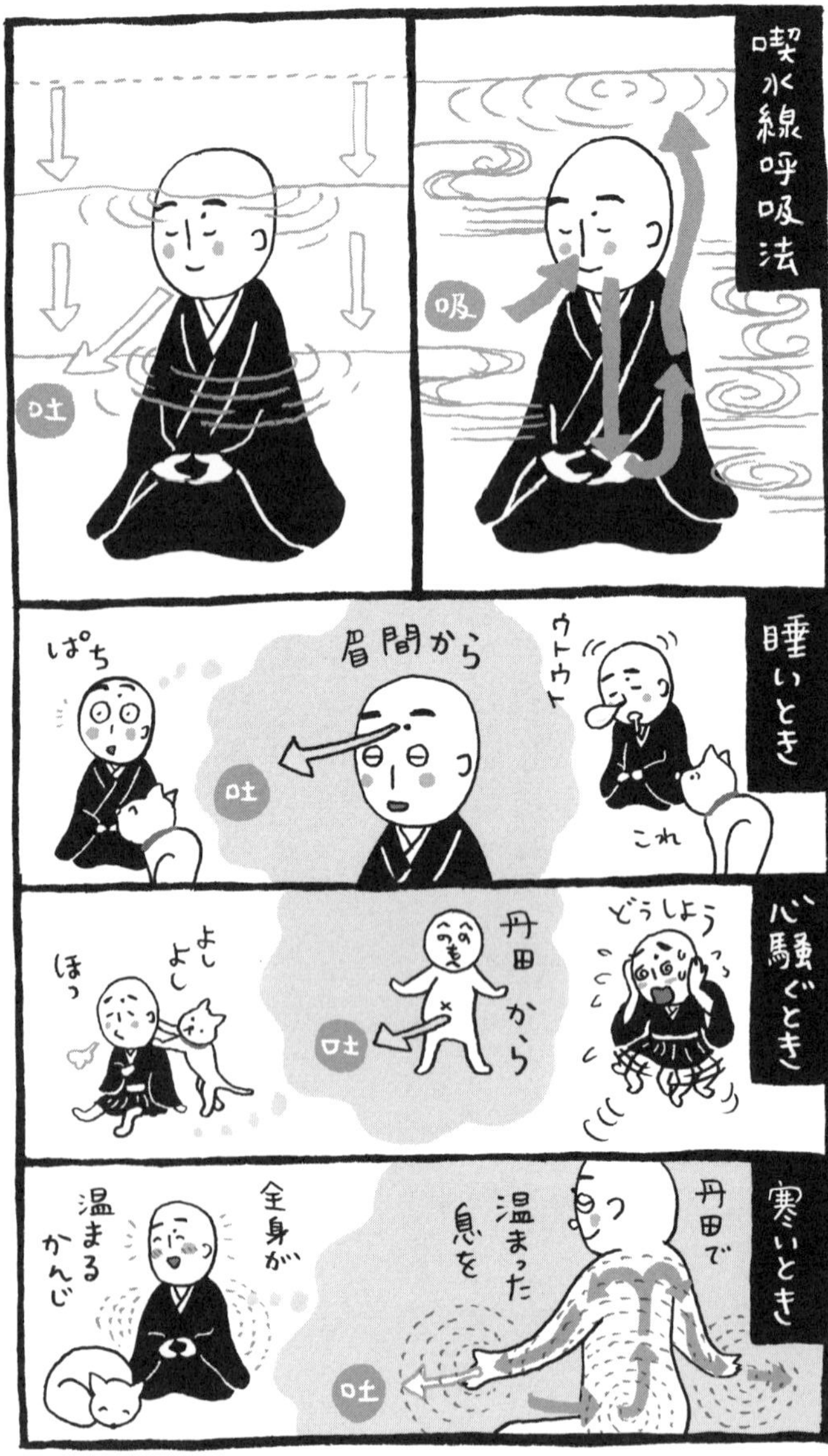
喫水線呼吸法
吐
吸
睡いとき
ウトウト
これ
眉間から
吐
ぱち
心騒ぐとき
どうしよう
丹田から
吐
よし よし
ほっ
寒いとき
丹田で温まった息を
吐
全身が温まるかんじ

に骨盤隔膜の効果が期待できる。

ついでに睡《ねむ》いとき、心騒ぐとき、寒いときの呼吸法も紹介しよう。

睡いときは、吐く息が眉間から出ていくとイメージする。これはテキメンに効く。逆に心騒ぐときはふつうに丹田から出ていくイメージでいい。寒いときは、丹田で温まった息が背筋を上り、それが両肩から両腕に下り、さらには肘《ひじ》を通過して掌《てのひら》から出ていくと想ってみよう。これは坐禅の姿勢の場合だが、両掌が温まるとなぜか全身が温まる感じがするから不思議である。

雷と正坐

『養生訓』巻第二には、「もし大風雨と雷はなはだしくば、天の威をおそれて、夜といへどもかならずおき、衣服をあらためて坐すべし。臥《ふ》すべからず」とある。

これなど、現代人の感覚からすれば、不思議に思えるかもしれないが、当時とすれば誰にでもある天への畏《おそ》れの感情というものだろう。今でも「雷さまにお臍《へそ》を取られるぞ」というような言葉を耳にするが、これもおそらく「臥すべからず」の名残《なごり》ではないだろうか。最近でこそ歩きながら臍を出している輩《やから》を見かけるが、たいてい臍は寝て初めて出すものだったはずである。

ここでは臍のことではなく、畏れと正坐について考えてみたい。「衣服をあらためて坐す」という場合、坐り方は当然正坐と思えるからである。

ご承知のように、正坐は日本人独特の坐法である。インドネシアやタイなど、アジア各地にはさまざまな坐法が伝わっており、王室だけの坐り方などもあったりするのだが、日本式の正坐はたぶんほかにはどこにもない。

多田道太郎氏の『しぐさと日本文化』によれば、正坐の発生は畳の登場に関係するらしい。つまり、安坐する主君と跪坐《きざ》する家来との関係において、君主だけが畳の上に坐ることで、同じ坐法で向き合うことも可能になった。これを定着させたのが茶道や華道、またすべての武道など、いわゆる室町期に完成する禅文化と云《い》えるだろう。

以前なにかで、坐禅はきわめて個人主義的な坐法だが、正坐には社会性があり、いわば待機型なのだと書いたことがある。血流の止まらない坐禅に比べると、正坐はどうしても鬱血《うっけつ》し、やがて「痺《しび》れる」から、あくまでも暫定的になにかを待機し、次にいかなる行動にも移れる機動力を潜ませている。正坐に慣れた茶道の師匠などには、まったく痺れないという人もときおり見かけるが、これは例外的であろう。

たしかに正坐は、そういったサービス精神にも用いられやすい姿勢ではあるが、もう一つ、益軒先生のおっしゃるように、慎《つつし》みや畏れを示す唯一の姿勢ではないだろうか。

風雨や雷などの天変地異も、人間を動かすのと同じ「氣《き》」によって起こる。人間社会の怒《ど》氣や驚氣、そして思いなども映して異常氣象が起こると考える人々にとっては、天変地異こそ慎んで人心を振り返る機会ではないか。計り知れない全体性の繋がりに、畏れながら向き合うべき時間ではなかっただろうか。

そんなとき、正坐以上にふさわしいスタイルはない。また正坐では、意識が下半身に降りやすく丹田《たんでん》呼吸にもなりやすい。自ずと副交感神経優位になって、氣持ちも落ち着きやすいのである。

「事に臨んで常に畏・慎あれば、物にやぶられず、血氣をのづから調ひて、自然に病なし。斯《か》くの如《ごと》くなれば長生す」と益軒先生もおっしゃっている。

畏れや慎みは、正坐という姿勢だけでなく、あらゆる行動の規範になる。酒も微酔が最上、花も半開きでないと、精神がなくなると云う。

むろん、精神のニュアンスは現代語といささか違う。簡単に云えば、「精」も「神」も両方とも人体に存する自然エネルギーなのだが、益軒先生は「おもひ」を少なくして「神」を養い、慾《よく》を少なくして「精」を養いなさいと勧めている。ならば精神は、

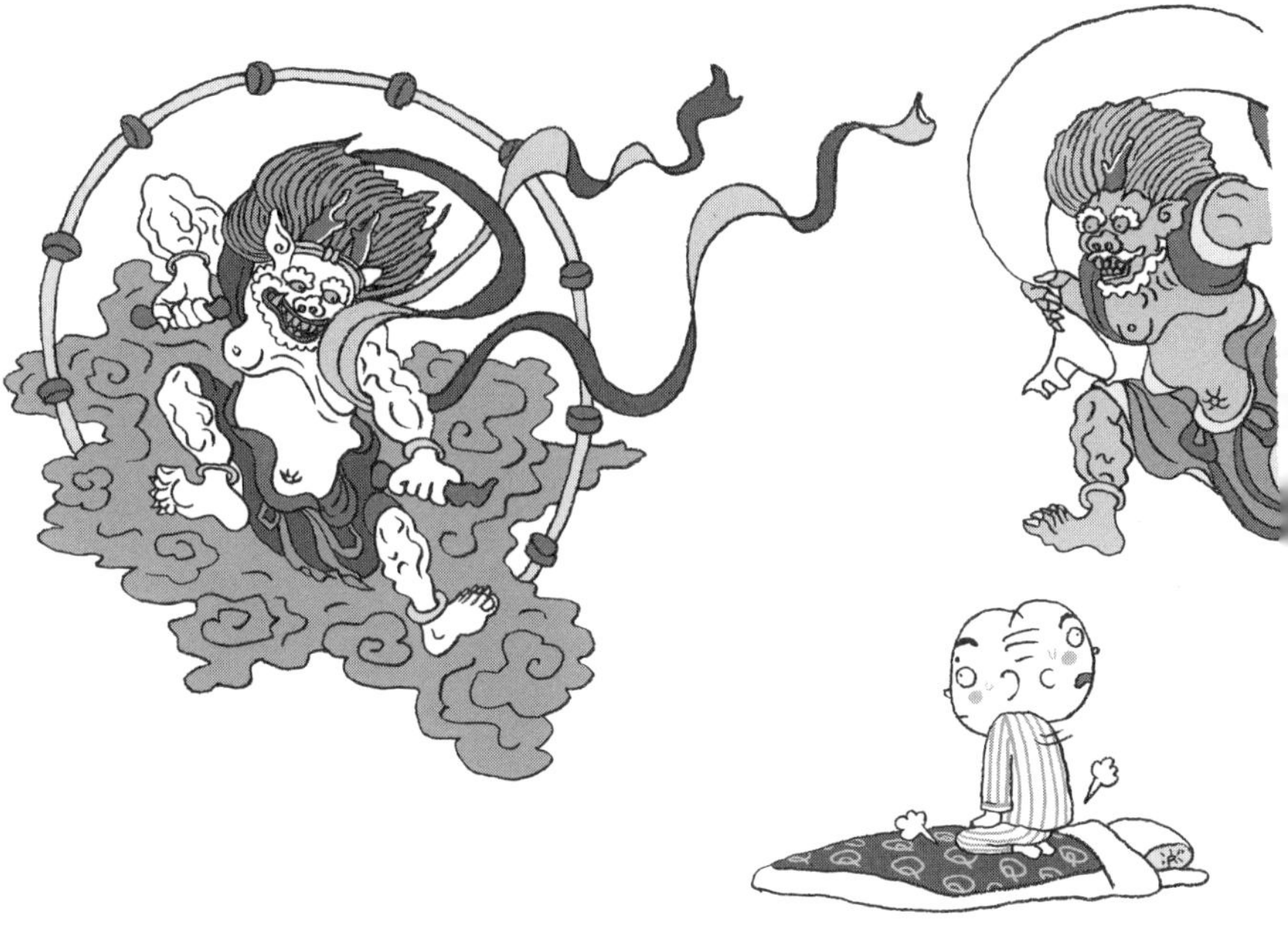

無欲で直観的な、心の理想形ではないか。

近頃は西欧風の生活様式が増え、正坐する機会も場所も家庭から失われつつあるが、このままだと畏れや慎みの感情まで枯渇《こかつ》しないか心配である。かく云う私も、夜中に雷が鳴っても着替えず正坐もしていなかった。これからは着替えまではせずとも、せめてパジャマで正坐したい。

詠歌と舞踏と下品な素振り

中国古代の老子が幼い子どもを観察して驚いたことの一つに、あんなに大声で泣いても声が嗄《か》れない、ということがある。声によけいな思いが載り、怒りが被《かぶ》さったりすると、大人の声は忽《たちま》ち話すだけでも嗄れてしまうが、幼児たちが泣くのはそういう入り組んだ感情ではないのだろう。

泣く子は育つとも云《い》うし、私の親しい静岡県の長興寺《ちょうこう》というお寺では、毎年子どもの泣き相撲大会というのを開催している。早く大声で泣いたほうが勝ち、というユニークな催しである。

私の勝手な観察ではあるが、どうも長生きする人は声がしっかりしている。大声の人も多いし、なにより発声が滑らかだ。ストレスは喉《のど》に出やすいから、そういう人はストレス処理も上手《じょうず》なのだろう。

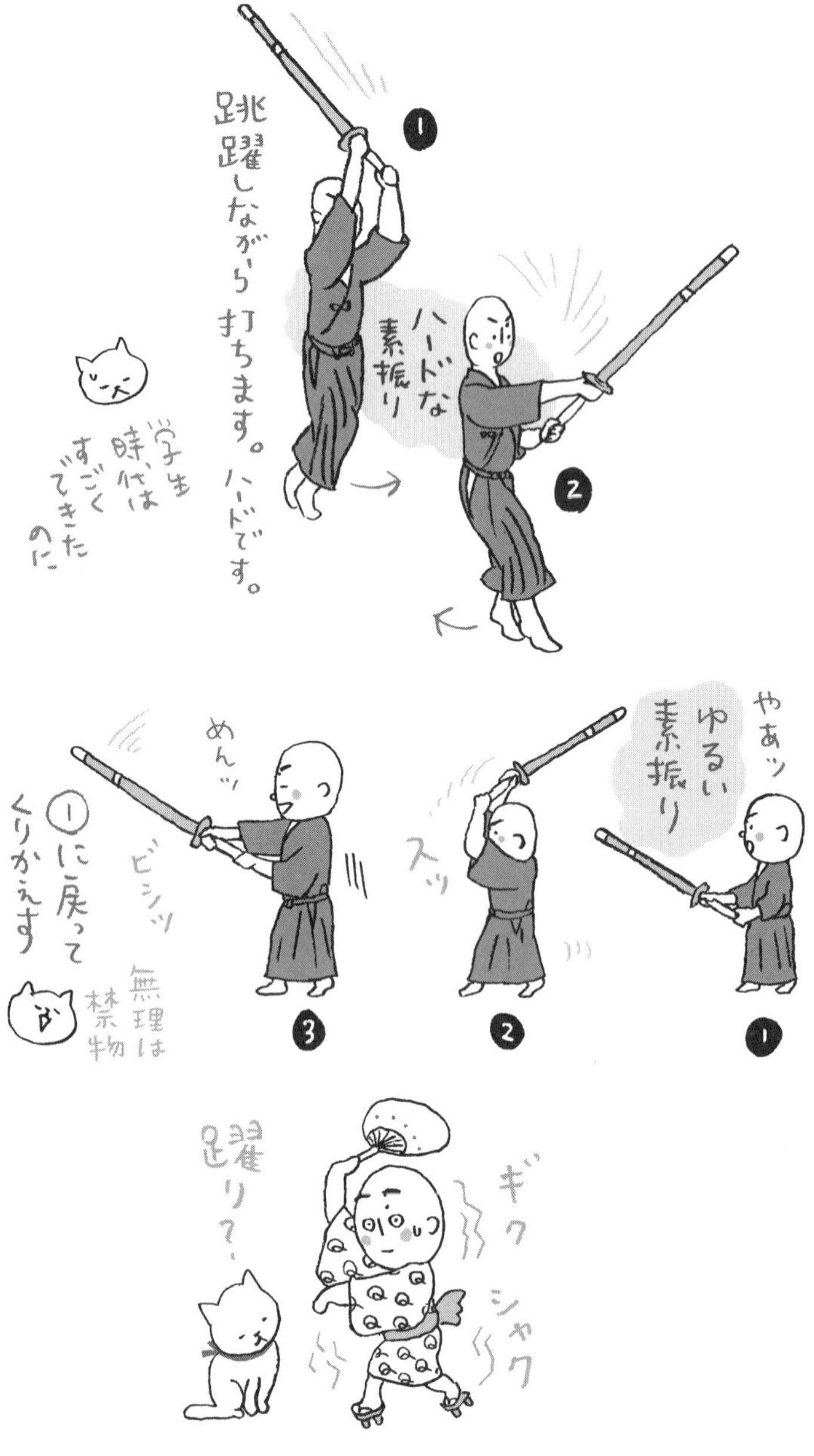
跳躍しながら打ちます。
ハードです。
ハードな素振り
1
2
学生時代はすごくできたのに
やあッ
ゆるい素振り
1
スッ
2
めんッ
ビシッ
3
①に戻ってくりかえす
無理は禁物
ギク
シャク
跳躍り？

じつはその点でもお経は優れた功徳を発揮する。どんなに大声で唱えても、それがかなりの長時間にわたっても、お経の場合は歌よりはよほど喉が嗄れにくい。インドからの音を換えずに音写した陀羅尼《だらに》ならなおさらだが、たいていのお経は音によって氣分も調え、氣《き》も巡りやすくして胃腸も鍛えてくれる。しかも考えない時間が意図的につくれるのだからこれほどありがたいものはないのである。

本当は、だから養生のためにもお経を唱えていただくのが理想なのだが、これを万人に勧めるのは益軒先生も氣が引けたのだろう。『養生訓』では詠歌を勧めている。詠歌と舞踏とが血脈《けつみゃく》を養うというのである。

血脈を養うというのは、血液を安定した流れにする、あるいはリンパ液なども含めて、体液の流れを調えると思えばいいだろう。じつはそうなることで声も調ってくる。つまり詠歌や舞踏によって子どものように滞りのない喉に戻れるのである。「詠歌はうたふ也。舞踏は手のま（舞）ひ足のふ（踏）む也。皆心を和《やわ》らげ、身をうごかし、氣をめぐらし、体をやしなふ」とある。良いこと尽くしである。

実際、踊りを教え続けている八十八歳の女性を知っているが、この方は声も大きく滑らかで、衰えをほとんど感じさせない。

またうちの檀家さんで最も長生きした女性は百六歳なのだが、この方はお寺の御詠歌を何十年も唱え、詩吟などもされていた。

踊りも歌も、まさか本人は「健康のため」と思ってするわけではない。お経は無論だが、それぞれ独自の深い内容や表現の楽しみを内包しているところがいい。

世のなかには、健康器具や健康のためのサプリメントなどが溢《あふ》れており、テレビの深夜番組などはほとんどそればかりだが、ああいう目的意識のはっきりしたものは独特のストレスを生むのではないだろうか。それになんだか、ちょっと下品である。

森光子さんは毎日スクワットをし続けているそうだが、そうした「健康のため」という意識を伴った行為よりも、むしろ今なお現役の舞台稽古や本番こそ森さんを自然に舞踏や詠歌に導き、健康な長寿を保たせているのではないだろうか。

私も小説を書きだしたりお葬式が立て込んだりしてくると、すぐに喉が詰まってくる。

小説を書くのに喉はいらないが、お葬式は喉でするようなものだ。喉を緩めるには詠歌と舞踏だとするなら、詠歌のほうはお経でじゅうぶんだが、舞踏が足りない。そうは思ったものの、しかし私には踊りの素養がまったくない。どうしようかと悩んだ末に、私はとうとう昔毎日千回もしていた剣道の素振りを始めたのである。

最近は百回を単位に二単位ほど、ひかえめにしているのだが、どうしても「ちょっと下品だなぁ」と思ってしまう。しかしちょっと下品でも、氣は巡り、体は養われ、心も和らいでくるのだからこの際、佳《よ》しとしようではないか。

「嗇《しょく》」たるべし

『養生訓』にかぎらず、少欲《よく》は養生の要と説かれることが多い。

生まれついた生命力を、なるべく減らさず、上手《じょうず》に養おうというのが養生であるなら、まずは減らない工夫こそ肝心ということだろう。

前出「内欲《ないよく》を去って天年《てんねん》を保つ」の項で、飲食の欲、好色の欲、睡眠の欲、あるいは言語の欲なども、過ぎてはいけないことを書いた。こうした欲に身を任せることは、少しずつ緩慢にのど笛を掻ききる「自害」にも等しいと、益軒先生はおっしゃっている。

そして欲のままに氣《き》を放出するのは「緩慢な自害」であるから、放出をやめて「嗇」たるべし、と云《い》うのである。「嗇」とは要するにケチ、惜しむことである。

少欲といえば聞こえはいいが、ケチになれと云われるといささか抵抗がある。出し惜しみは潔くないと思う方も多いだろう。

だいたい日本人は、どういうわけか「とことん」飲む人が多い。仕事にも趣味にも「どっぷり」浸かることが賞讃されるようだ。つまり、なにがという主語に関係なく、またどうするのかという述語にもじつは関係なく、ケチケチではなく「とことん」だったり、「どっぷり」であることが尊ばれているのではないか。

だから戦争も「とことん」やったし、勉強や技術革新も「とことん」する。「どっぷり」酒浸りにもなるが「どっぷり」残業もするのだろう。この「とことん」「どっぷり」パターンがなにより養生には良くない。ならばどうすればいいのか。

「嗇」という字のイメージは良くないが、これは我々に根本的な価値観の転換を迫っているのだと思う。飲食もしすぎず、好色もすぎず、寝すぎず喋《しゃべ》りすぎない。これを益軒先生のように「忍」として語ってしまうと逆にストレス発生の元でもあるように思えるが、そうではなく、「とことん」や「どっぷり」を戒める中庸の勧めなのである。

東には「まずまず」などという良い言葉がある。関西だと「ぼちぼち」だろうか。

益軒先生も「凡《すべ》ての事、十分によからんことを求むれば、わが心のわづらひ（煩い）となりて楽なし。禍《わざわい》も是《これ》よりおこる」とおっしゃる。「又、人の我に十分によからんことを求めて、人のたらざるをいかり（怒り）とがむ（咎む）れば、心のわづらひ（煩い）となる」ともある。

まず自分も他人もみな不完全であることを認め、相手への要求も、「日用の飲食、衣服、器物、家居、草木の品々」などにも、完全な美を求めるのをやめる。いや、完全な美などこの世にはありえず、それを信じるあなた自身が不完全なのを知るべきなのである。

「いささかよければ事足りぬ」と、先生は宣《のたま》っている。

なにかが徹底して行なわれていると感じると、人はその人の価値観を強く感じすぎてちょっと身を引いてしまうものだ。たとえば掃《は》き清められた庭でも、落ち葉が一つもない状態では緊張するではないか。だから千利休は、接客のための庭は完璧にきれいに掃いたあとで一度木を揺らし、二、三枚の葉が落ちたところで完成とした。

そういうあざとい「自然」を目指そうというのではない。そうではなく、「とこと

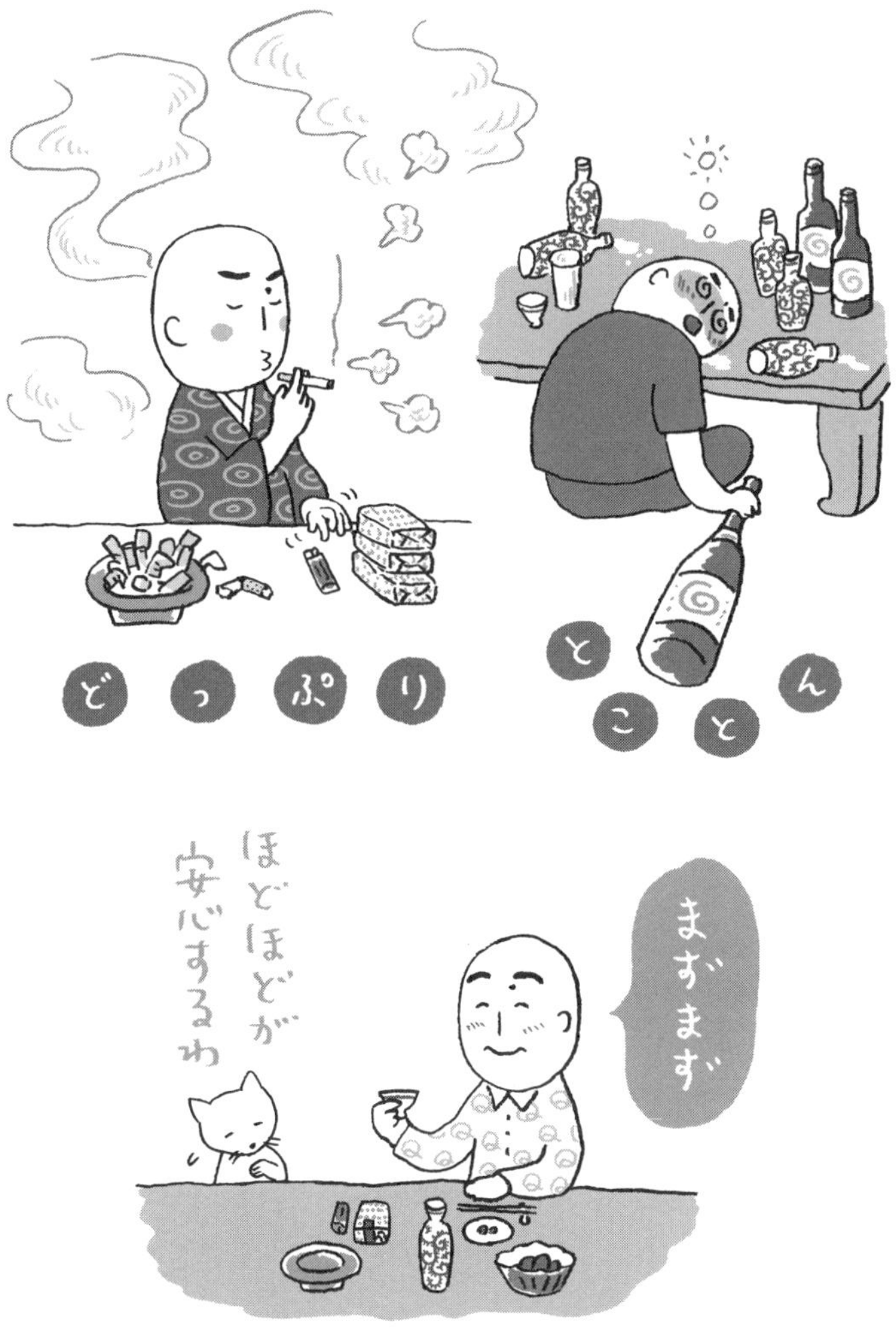
どっぷり
とことん
まずまず
ほどほどが安心するわ

ん」や「どっぷり」が正常な感覚を麻痺《まひ》させることを知り、初めから「ぼちぼち」や「まずまず」を目指してはどうかと、申し上げているのである。

そこには畏《おそ》れや慎《つつし》みも関係してくる。またこのことは、我慢ではなく、慾について「よく知る」ことから自然に達成されるはずなのである。

若いときは、どうしても「とことん」や「どっぷり」になりやすい。思えばお釈迦さまだって「とことん」修行し、「どっぷり」坐ったではないか。しかしそれも慾望であったことは、のちのお釈迦さまはご承知だったはずである。お釈迦さまと並べては申し訳ないが、私も自分のからだとうまくつきあえるようになったのは四十過ぎてからだと思う。

大切なものであればこそ淡く惜しみながら交わる。それは友だちも命も、同じことである。

山中の氣《き》

「山中の人、多くはいのちながし」と益軒先生は明言されている。また「山氣は寿多し」とか「寒氣は寿」などという古書の言葉も紹介している。

山はたいてい寒い。寒ければ長生きも難しかろうと思う人々もあるかもしれないが、そうではない。日本人の県別平均寿命なども、以前は男女とも沖縄が第一位だったが、女性は相変わらず一位であるものの、男性は今や長野県が一位になった。長野県といえば、冬には瓶ビールも割れると鎌田《かまた》實《みのる》先生にうかがったことがある。ビールが凍らないように必ず冷蔵庫に入れるというのである。

ビールはともかく、これで寒さと長寿に関するマイナスの幻想は打ち砕かれた。思えば世界的に長寿とされるコーカサス地方なども、真冬には摂氏零度前後までしか上がらないし、男性の長寿国は一位がアイスランド、二位がスイスである。

寒いとなぜいいのか、というと、益軒先生によれば、「人身の元氣をとぢかためて、内にたもちてもらさ」ないからだという。逆に「暖なる地は元氣もれて、内にたもつことすくなくして、命みじかし」とおっしゃる。

たしかに暑さよりも寒さはコントロールしやすい。我が身一つでなんとかしようとする場合、暑ければ犬のように口を開き、舌を丸めて息を吐《は》くくらいしか熱を冷ます手はないが、寒いときはからだを動かし、息を止め、さらには意識して氣を巡らすなどさまざまな方法がある。もしかすると人は、寒くて温かくなりたいときこそ養生の意識を強くもつのかもしれない。

坐禅も、十一月くらいの肌寒いときが一番充実するような氣がする。呼吸も「私の呼吸法」で示した「丹田《たんでん》で温まった息が背筋を上り、それが両肩から両腕に下り、さらには肘《ひじ》を通過して掌《てのひら》から出ていくと想」う方法でもいいし、野口晴哉《のぐちはるちか》氏の発案になる脊髄行氣法《せきずいぎょうきほう》でもすぐに温まる。

これは背骨を中空だとイメージし、吸う息だけを意識しながら頭頂から尾骶骨《びていこつ》までゆっくり細く吸い込むというちょっと変わった呼吸法だが、覿面《てきめん》にからだが温まるの

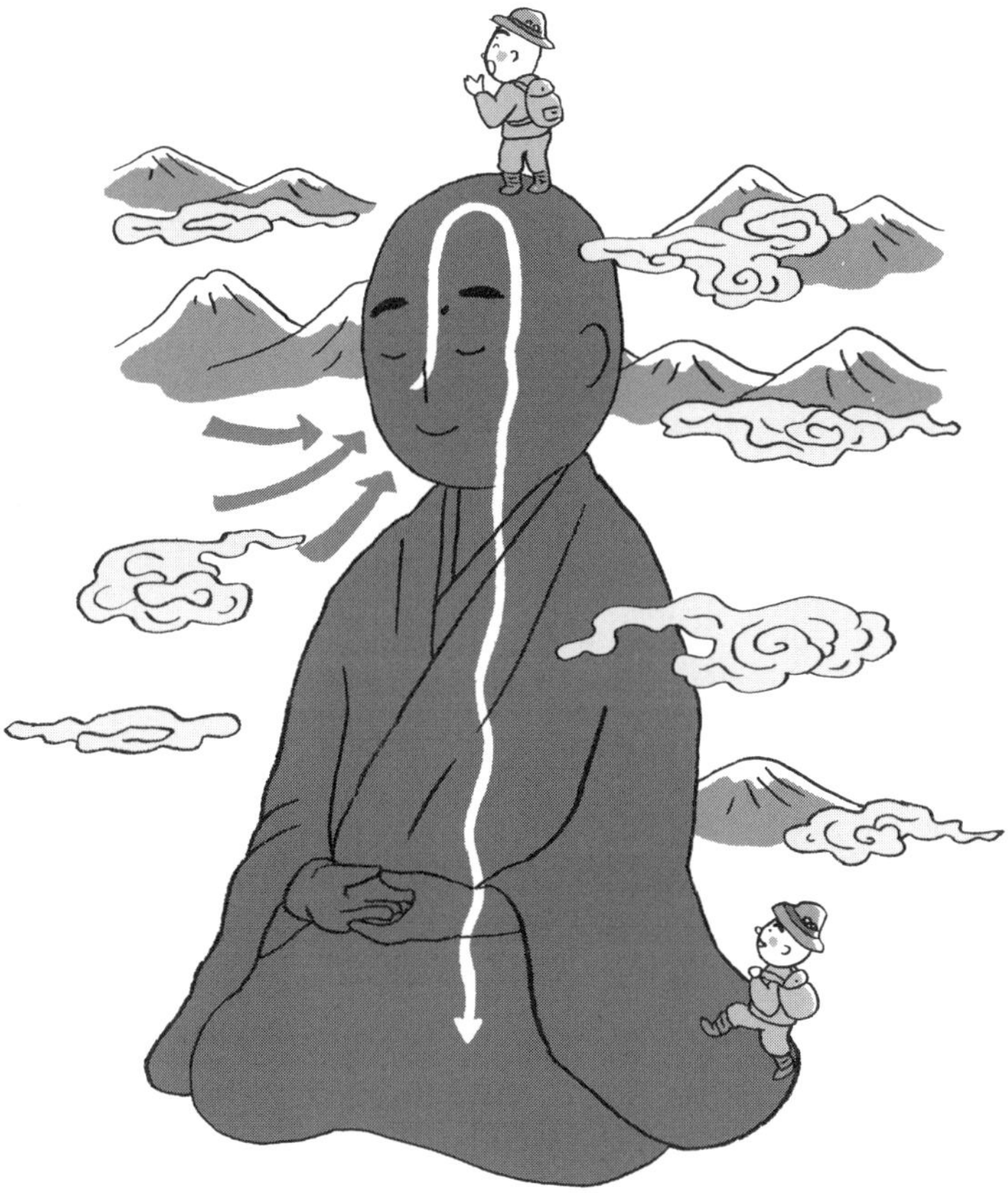

で試してみてほしい。

じつは先日、東北の修験道の聖山とされる出羽《でわ》三山に登った。なかでも月山《がっさん》は一九八四メートルもあり、車で行ける八合目から頂上までの行程はゴツゴツした石と残雪の急な道。五時間以上かけてそこを往復したのだが、下山したあと何日も清々しい氣分が続いたのは不思議だった。

考えてみると、歩いているあいだはとにかく足許から氣が抜けず、一歩一歩進めるだけで三昧《さんまい》になれる。そして歩くうちに麓《ふもと》の夏の天氣がいつしか曇りだし、温度も下がって早春の植物模様になったかと思うと、山頂では濃い靄《もや》が立ち籠《こ》め、強風も吹いてほとんど冬の温度。そうした自然の移ろいを、自分の全身を動かしながら短時間にまるで遡《さかのぼ》るように体験したのである。

清々しくなる要素は無数にあったのだろう。ふだんほとんど動かさない足首が笑うほど酷使され、全身がバランスをとるため舞にちかい動きもしていたに違いない。また自然な温度降下のなかで無意識に山の氣を呼吸してもいたのだろう。あるいは山頂で受けた神主さんのお祓《はら》いで「罪、穢《けが》れが祓われた」と断言されたのも良かったのかもしれない。

とにかく山というのは、風が吹こうと雨が降ろうと「しづか」なのである。「万《よろず》とも（乏）しく不自由なる故、おのづから欲すくなし」とも云《い》う。「氣は練るに宜《よろ》し。練るとは、さわがしからずしてしづかなる也」と『養生訓』は云うが、騒がしいのはいつだって人間と、それに向き合う自分ばかり。山こそ、氣を使うことなく練れる場所ではないだろうか。そういえば道教の道士や禅僧も山に住むのが基本だ。

「山静かなること太古の如《ごと》し」という禅語もある。

唾《つば》と痰《たん》の扱い

人間、元氣に暮らしているときは、唾や痰のことなどあまり氣にしないと思う。ところが病氣になり、しかもけっこう高齢だったりすると、にわかに唾や痰のことが大問題になる。

大切な呼吸を邪魔する痰を吸引する必要も出てくるし、唾液のなかに常在している肺炎の菌が誤嚥《ごえん》性肺炎を引き起こす可能性も出てくる。嚥下能力の低下によって罹患《りかん》する肺炎は、じつは常に死因の高順位を占めているのである。

病氣になってからようやく氣にしても遅い。ふだんから氣にかけるのが養生の基本である。ならば唾や痰についてては、日常的にどういう氣遣いが要《い》るのか。

『養生訓』には、「津液《しんえき》をば飲むべし、吐《はく》べからず。淡をば吐べし、のむべからず」という大原則が書いてある。むろん津液とはツバ、唾液のことだ。

普通に考えても分かることではあるが、唾は吐かずに飲めという。唾を吐く行為は下品でもあるが、そういうことではなく、唾は臟腑《ぞうふ》から口内に沁《し》みだした大切な液体だから、惜しみて吐くなというのである。最近では唾液の免疫力なども注目されているが、その成分もさることながら、吐くという行為が氣《き》を減らすことにも益軒先生は注目されている。「ことに遠くつばき吐べからず、氣へる」とおっしゃる。

痰のほうは、いったん痰になってしまったものは二度と津液に戻ることはないから、飲まずに吐けというのだが、その場合でも「紙にて取《とる》べし」と用心深い。つまり唾液のときと同じく、勢いよく吐く行為によって氣を減らしてしまうことを避けよとおっしゃるのである。

痰とは、今ふうに云《い》えば白血球の死骸《しがい》を含んだ粘着性の強い唾だが、これが多くできることじたい、すでに津液が滞っていることを意味する。つまり氣も滞っているわけだから、このうえさらに氣を減らしてはどうしようもない。前にも申し上げたと思うが、滞ることと減ることが氣にとっては最もよくない。だから、とくに老人は、あまり強力な去痰薬などを用いてはいけないというのである。

それなら痰はそのまま飲んでしまえばいいかというと、「痰、内にあれば、氣をふさぎて、かへって害あり」「痰を吐ずしてのむは、ひが事也」というのだから難しい。力まず、上品に呻《うな》るなどして紙で拭き取るしかなさそうである。

よく唾を飲み込む音で緊張や驚きが他人に伝わってしまうことがある。また坐禅中なども唾液がどんどん出てきて困ることがあるものだが、そんなときは舌先を上顎《あご》と歯の接点あたりに押しつけることをお勧めする。上下の歯を嚙《か》み合わせ、舌を上顎に密着させることで喉《のど》が閉じ、余分な唾液が沁みだすのを防いでくれるのである。

できれば死ぬときもそうしていたいものだが、どうだろう。

人の死にぎわは、ときに痰との戦いのような様相を呈する。益軒先生は「酒多くのめば痰を生じ、氣を上《のぼ》せ、津液をへらす」とおっしゃるが、病室から出られず、酒が飲めなくなっても痰は出続ける。炎症と闘った白血球の死骸ならばそれも仕方ないが、鼻から管を挿入されて吸引されるのはなかなか辛そうだ。

酒は飲みつつ、痰に悩まされない逝《ゆ》き方を、今後はじっくり研究したいと思う。

犬猫とりわけ犬は唾液が多く、しかも末期に痰に苦しむ姿は見覚えがないのだが、

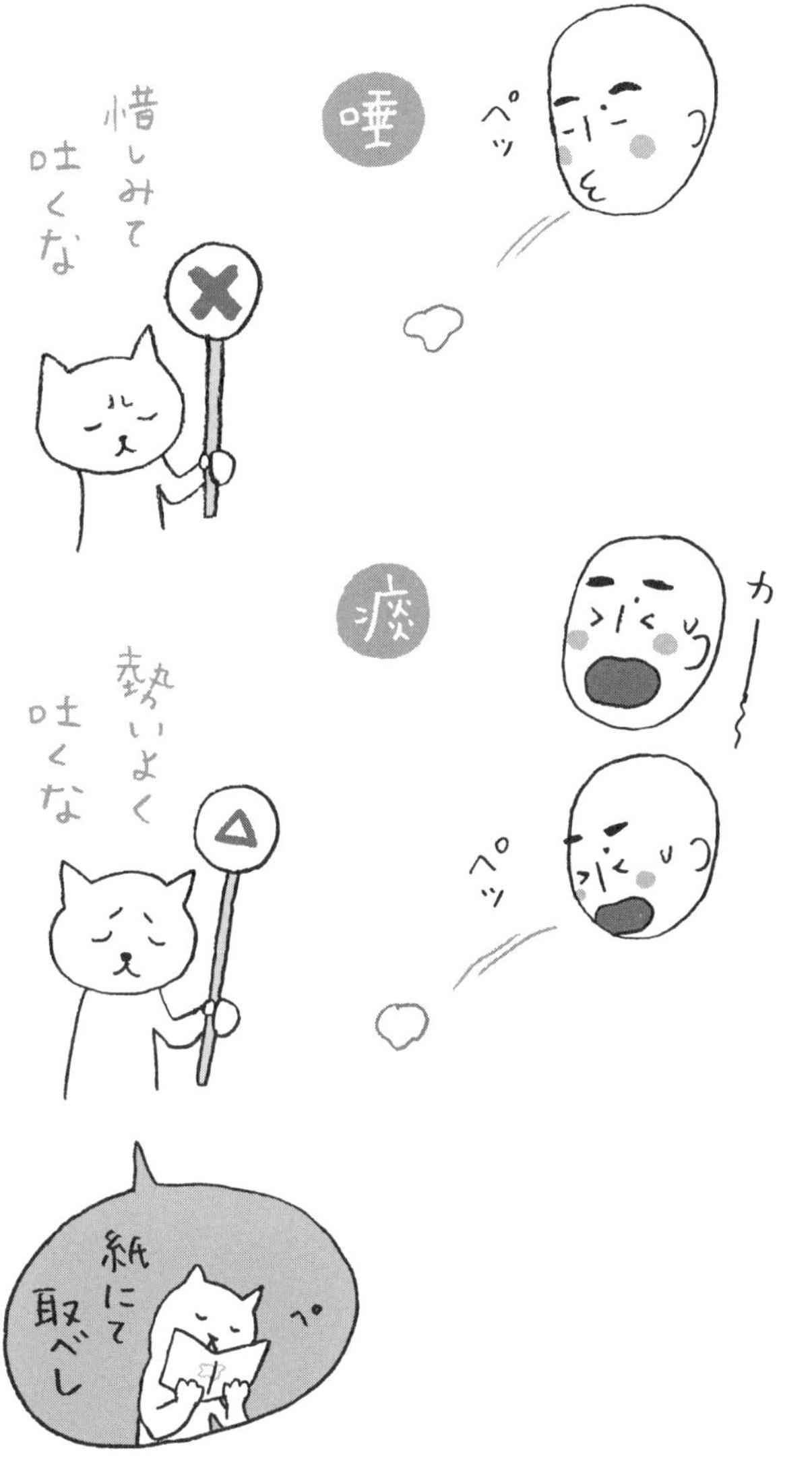
唾
ペッ
惜しみて
吐くな
痰
カーー
ペッ
勢いよく
吐くな
紙にて
取べし
ペ

彼らには痰というものが発生しないのだろうか。その辺の秘訣を一度愛犬ナムに訊《き》いてみたいものだ。

舌を出して息するのが秘訣、などと言われてもマネはできないが……。

首から上の、宜《よろ》しきこと

『養生訓』には、先人の教えが引用されることも多い。良いと思うことはあちこちから引いてくる益軒先生だが、「修養《しゅうよう》の五宜《ごぎ》」と云《い》われるものはそのまま隋・唐代の漢方医、孫真人《そんしんじん》（五八一頃〜六八二）の主張である。

孫真人というのはむろん敬称で、本名は孫思邈《しばく》。唐代以前の医薬学の集大成とも云える『千金要方』三十巻、さらには晩年にそれを追補して『千金翼方』三十巻を書きあげている。人命は千金よりも貴《とうと》いという意味の千金で、人命を守るための医者の「方」剤をまとめたものだ。

さて、益軒先生がそこから引用した「五宜《ごぎ》」とは、「髪は多くけづるに宜《よろ》し。手は面にあるに宜し。歯はしばしばたたくに宜し。津は常に飲むに宜し。氣《き》は常に練るに宜し。練るとは、さはがしからずしてしづかなる也」である。

津液のことは前項で書いたし、氣を練ることについてはこれまでにも何度か触れたと思う。ここでは、そのほかの三項目について考えてみたい。

髪は多くけづるに宜し。これは『養生訓』に何度か出てくることで、やはり毛根を刺激することが髪の発育も促すのだろう。身だしなみという観点からも勧めたいことだ。

もっとも私の場合、梳《けず》ろうにもその髪がない。しかし思えば二、三日に一度は剃髪《ていはつ》しているわけだから、髪を梳ることに匹敵するか、あるいはそれ以上の刺激をいつも頭皮に与えていることになる。べつに自慢するわけじゃないが、一応弁明しておきたいと思う。

歯を叩《たた》くというのは、見慣れない言葉だと思われる方もいるだろう。しかし江戸時代の白隠《はくいん》さんもじつはこの「叩歯法《こうしほう》」を勧めている。なんのことはない、上下の歯をかちかちと合わせ、歯の根ばかりか頭全体を刺激するのである。

医学的になにがどう宜しいのかは私にも分からないのだが、実感としてたしかに首から上ぜんたいが刺激されるような氣はする。

ただ注意していただきたいのは、歯を叩く姿を、あまり他人には見せないほうがいいということだ。人知れず部屋のなかでかちかちと歯を鳴らす姿を、たまたま通りかかった家族が見てしまった場合のことを想像してみていただきたい。どうか叩歯法だけは家族にも養生法として明らかに話し、そのうえで公然とかちかちしていただきたいのである。

さてもう一つの「手は面にあるに宜し」が面白い。恥ずかしがりやの人など、手がしばしば顔に運ばれたりするものだが、この五宜の観点で見ると、もしや手が無意識に顔の応援にいっているのかとも思う。

喉《のど》が嗄《か》れたらいつしか喉に手を当てているし、痛い部分にも思わず手がいく。手からは大量の氣が流れ出て、その氣で無意識に自己治療しているのだろう。

むろん、顔に手を当てたからといって、目鼻立ちが変わり、器量がよくなるわけではない。しかし顔は無数の情報の入り口でもあるし、なんとなく自己のまとまりをつくるものでもあるから、氣を通して元氣を補うことは想像する以上に大切なことなのだろう。

思わず手を当てるだけでなく、これからは意識して顔に手を当てていただきたい。手もヒマで、顔もべつに晒《さら》す相手がいないときは、いつも両手で覆っていたらどうだろう。

そのまま額や目尻、鼻の付け根や両耳の周囲などを揉《も》んでやればなおさらいい。いつも「私」のために奉公してくれている五官を、たまには喜ばせることも必要だろう。なお、手から出る氣は、当然ながら「常に練るに宜し」である。

手は面にあるに宜し
あくまでも
のほほんと
ほっぺたリフトアップ
耳朶
肌
眼球
眼窩
髪は多くけずるに宜し
マッサージ
歯はしばしばたたくに宜し
櫛けずる

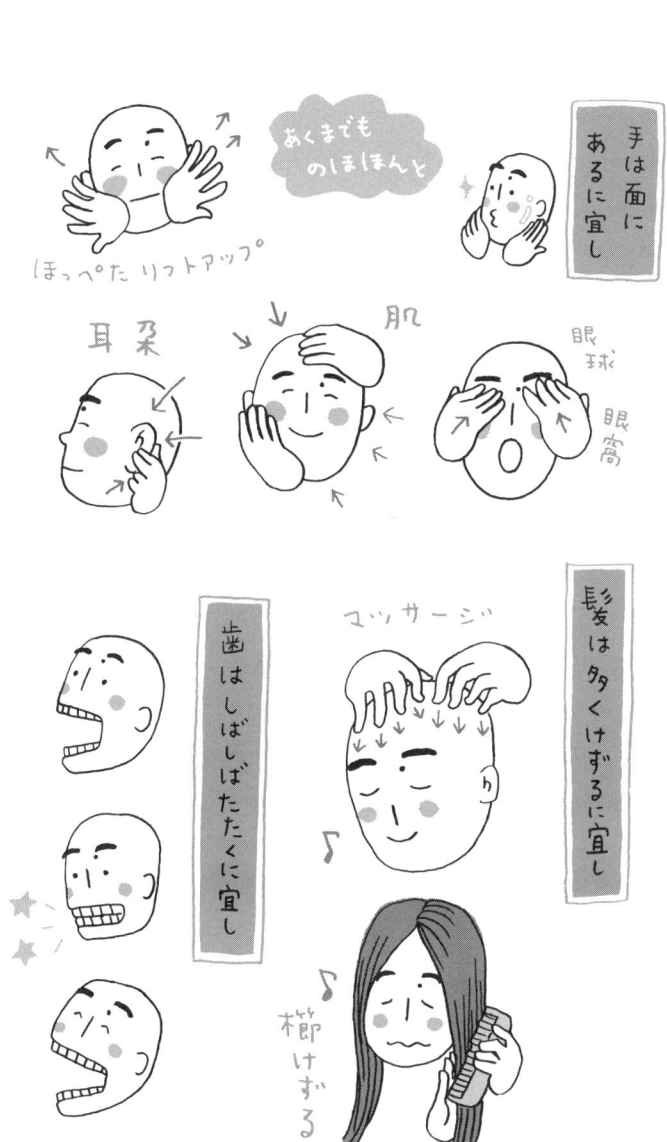

手による自愛

よく手紙の末尾などに「くれぐれもご自愛ください」などと書いてある。読むとありがたい氣持ちになったりするわけだが、ありがたいと思うだけではどうしようもない。やはりきちんと自愛すべきだろう。さて皆さんは、自愛の仕方をご存じだろうか。

安逸な過ごし方では益軒先生がお怒りになる。昼寝もいけないし、食べ放題飲み放題でもむろんいけない。それならあなたは、いったいどうやって自愛するのだろう。むろん方法は一つではないが、ここでは手による自愛の法を紹介しよう。前項でもときに意識的に手を顔に当てるべきことを申し上げたが、手当ては顔だけじゃもったいない。

『養生訓』巻二の冒頭には、朝起きたときの望ましい所作などが書いてあるが、早起きして手と顔を洗ったあとは、髪を整え、朝飯前の仕事をある程度こなし、そして食後には手を使って自愛すべきことが示される。

「食後にはまづ腹を多くなで下ろし、食氣《き》をめぐらすべし」

手指から放出される氣で腹部を刺激し、食後滞りがちな胃腸の氣を動かすのである。「又、京門のあたりを手の食指のかたはらにて、すぢかひにしばしばなづべし」。京門とは、第十二肋骨の先っぽのあたり。脇腹と云《い》ったほうが分かりやすいだろうか。これも食後だが、食指（人差し指）の腹の部分で左右の肋骨《ろっこつ》のすぐ下あたりを斜めに何度も撫《な》でろというのである。

「腰もなで下ろして後、下にてしづかにうつべし」と続くから、今度は胸から腰に両手をまわし、脇腹から腰まで撫で下ろして最後には腰を静かに打つ。「あらくすべからず」と、益軒先生はわざわざ断っている。つまり打つのも決して打突《だとつ》による刺激のためではなく、氣を巡らすためなのである。

朝食後にこれだけすれば自愛になるだろうか。いや、まだ足りない。先生はさらに、「五更《ごこう》におきて坐し、一手にて、足の五指をにぎり、足の裏をなでさする事、久しくすべし」とおっしゃる。五更といえば夜明け前の午前四時頃だが、そんな時刻にむっくり蒲団《ふとん》から起きだし、いっぽうの手でむんずと足の五指を握り、もういっぽうの手で足心つまり足裏の中央部を久しく撫でさすれとおっしゃる。なかなか迫力のある姿だ。

そうして足裏が熱っぽくなってきたら、今度は両手で両足指を動かす。「五更にかぎらず、毎夜おきて坐し、如此《かくのごとく》すること久しければ、足の病なし」という。毎晩それを続けていると立てなかった人まで立ってしまうというのだから、自愛の効果は凄い。

しかし五更でなくとも毎晩となると、自愛しすぎて疲れてしまうのが心配である。つい凡夫はそんな危惧《きぐ》をしてしまうのだが、さすが益軒先生は用意周到である。以上述べたようなことを「奴婢《ぬひ》（召し使い）にも命じて」させよとおっしゃる。あるいは「童子」にさせよとおっしゃるのである。ちなみに私のパソコンでは「nuhi」と打ってもまったく変換しなかった。当然、そんな死語のような存在が我々の周囲にいるはずもない。夜、足裏を撫でさすってくれる童子だっているはずがないではないか。な

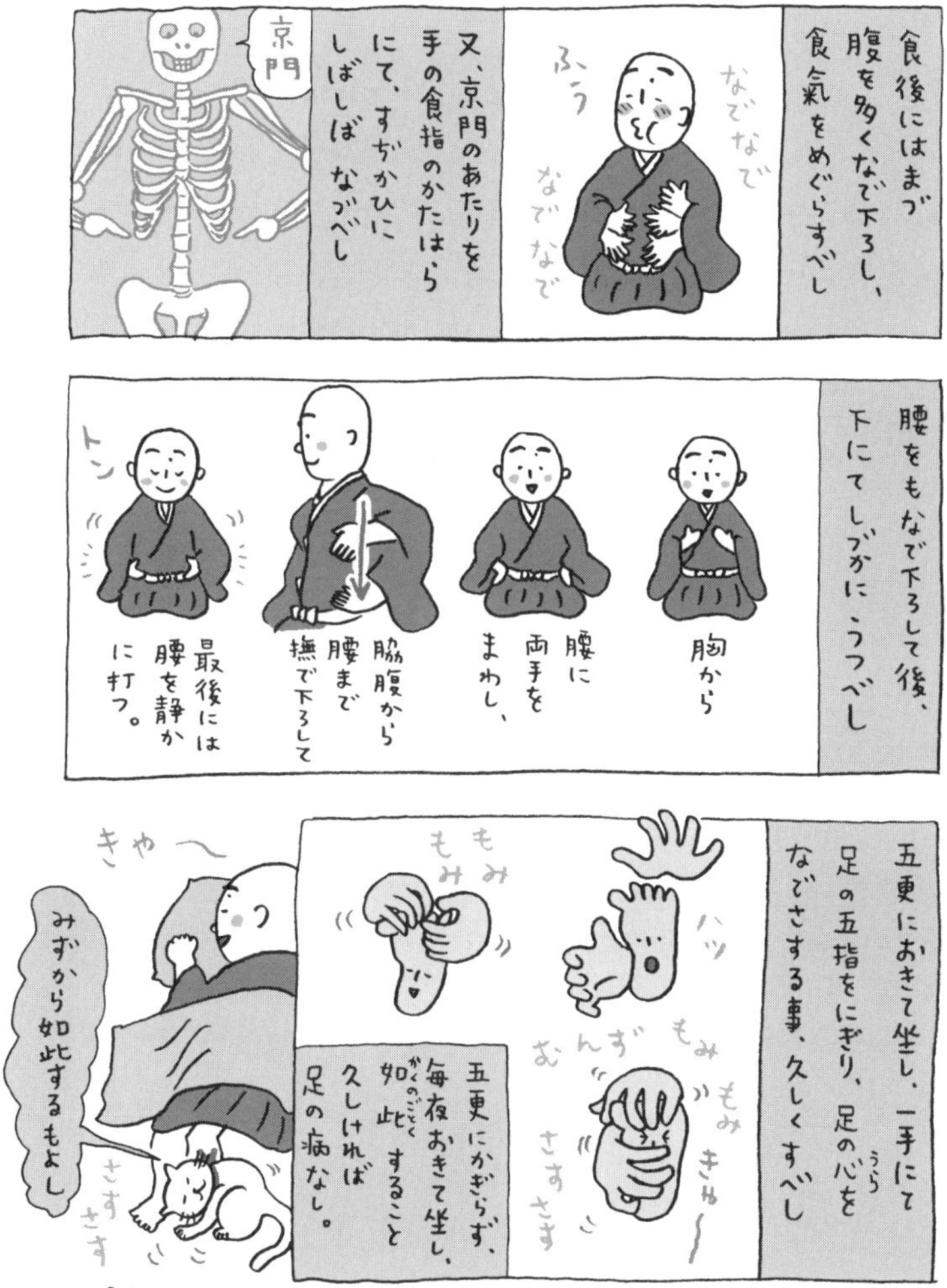
食後にはまづ腹を多くなで下ろし、食氣をめぐらすべし
なでなで
ふう
なでなで
又、京門のあたりを手の食指のかたはらにて、すぢかひにしばしばなづべし
京門
腰をもなで下ろして後、下にてしづかに、うつべし
胸から
腰に両手をまわし、
脇腹から腰まで撫で下ろして
最後には腰を静かに打つ。
トン
五更におきて坐し、一手にて足の五指をにぎり、足の心《うら》をなでさする事、久しくすべし
ハッ
もみもみ
むんずもみもみ
きゅ〜
さすさす
五更にかぎらず、毎夜おきて坐し、如此《かくのごとく》すること久しければ足の痛なし。
きゃ〜
みずから如此するもよし
さすさす

これは猫手。

らばどうする?

「みずから如此するもよし」と益軒先生はおっしゃっているから、やっぱり自分で、疲れない程度にときどきするしかないのではないだろうか。

食後や五更や毎夜の手の使い方は分かっただろうから、朝起きるときのやり方も幾《いく》つか、巻第五から示しておこう。両手で交互に項《うなじ》を圧《お》す。顔を両手でたびたび撫で下ろす。目頭から目尻にかけてしばしば撫でる。鼻を、両手の中指で六、七度撫でる。耳朶《みみたぶ》を両手で挟んで六、七度撫で下ろす。中指を耳の穴につっこみ、なかを探ったり穴を前後左右に開くように動かしたり……。

いやいや、自愛というのは、朝からずいぶん忙しいようだが、要は自分の手で自分のからだを如此撫でさするということである。今はあまりにも忘れられている氣がするのだが、如何《いかが》だろうか。

ある程度の自愛は、他人から愛される「元手」。あ、だから手でするものなのだ。

頭寒足熱

頭寒足熱とは、誰でも聞いたことのある言葉だと思う。要するに頭は涼しく足は温かく保つのがいい、ということだが、漢方用語で云《い》うと、「上虚下実《じょうきょかじつ》」ということになる。

これは温度というよりも、氣《き》の在り方として、上半身にはあまり氣が停留しないように、そして下半身にはどんどん氣血が巡ったほうがいいということだが、足腰の氣血の巡りが良ければ当然全身も温かくなるだろう。

うちの檀家さんのお婆ちゃんで、最近百五歳で亡くなった方がいる。最後まで呆《ぼ》けもせず、昼食を終えて「ああ、旨《うま》かった」と呟《つぶや》いた二時間後に大往生されたのだが、この方は冬場にお邪魔してもコタツ以外の暖房を使っていなかった。お邪魔した私のほうが寒くなり、同じコタツに入っても背中が心細かったのだが、お婆ちゃんは平氣なのである。

もともとこの方は、嫁いだ農家で一所懸命はたらいてきた。そして年をとってからも、自分用の畑の土地を決めてもらい、種蒔《ま》きから収穫までぜんぶ自分でしていた。つまり、年をとったからといって、仕事の種類を減らすことなく、体力の低下にともなってその面積だけを減らしていったのである。まさに「一所懸命」とはこのことだ。

植えた者の責任で、肥料もやれば穫《と》り入れもする。そこには困ることも収穫の喜びもずっと発生していたはずである。むろん心穏やかなお婆ちゃんは、あわてることなく天を拝み、神仏を信じて人には笑顔をたやさなかった。

そうして最後まで責任をもってはたらき続けたからこそ、とびぬけた寿命を全うできたのだろう。

お婆ちゃんの場合は、どのような手当てや養生をしていたのか分からないが、益軒先生はこれまで述べたように、唾《つば》を呑《の》んで痰《たん》は出し、髪は梳《くしけず》り、よく歩き、叩歯法《こうしほう》もしながら、さまざまな手当てなども勧めている。ここでは按摩《あんま》や導引などの手当ての勘所を述べておこう。

以前、私は「導引術」なるものを習ったことがあるのだが、これは結局、氣を導き引っ張るわけで、下半身から中心部までをよく揉《も》みさすって理想的な「上虚下実」を実現する術、と云ってもいいだろう。

益軒先生も述べているが、とにかくまずは足をよく揉む。親指を手前にじゅうぶん引っぱり、それから残りの四指は手の指をそれぞれ挟んでゆする。氣の通り道は足指の側面だから、そこも丁寧に揉みしだくのである。右手で右足指を揉んでいるときは、同時に左手を使って右の湧泉《ゆうせん》というツボを何度もさする。痛いと感じるほどに圧《お》すのではなく、むしろ氣持ちよさを感じながら圧したりさすったりするのである。

湧泉というのは、足の裏の指先から三分の一のあたり、指の付け根の関節部分の中央と云えば分かるだろうか。

そうして足に充実させた氣を、次々に上へと運ぶわけだが、それにはやはり足の甲やふくらはぎ、膝や腿《もも》のおもに「陰の部分」を圧したりさすったりする。「陰の部分」というのは、四つん這《ば》いになって正面上に太陽を見たとき、影になる部分と考えれば

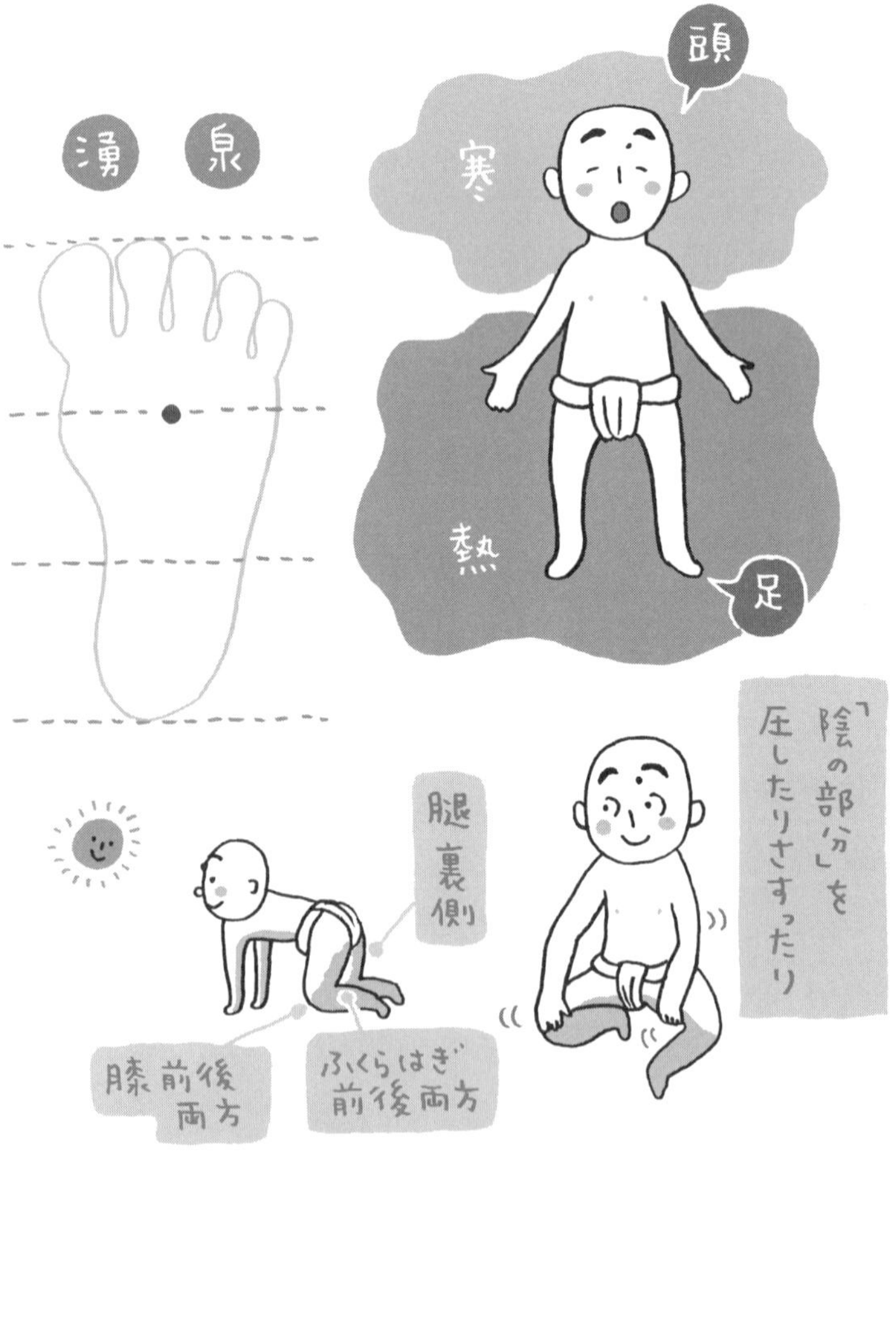

湧泉
頭
寒
熱
足
「陰の部分」を圧したりさすったり
腿裏側
膝前後両方
ふくらはぎ前後両方

いい。脛《すね》と脹脛《ふくらはぎ》の前後両方、腿は裏側、そして膝《ひざ》も前後とも揉むべきである。

頭のほうは、髪を梳ることで上氣がさがるというから、そうして「上虚下実」が完成する。腹から下が温かい理想的なからだになるのである。

ところで按摩や導引をしてはいけない場合もあるから、注意していただきたい。からだを動かし、はたらいて、氣がじゅうぶんに巡っているときは、いたずらに按摩や導引をすると上氣してかえってよくない。また冬の寒いときもあまり摩擦はよくないと、中国最古の医書『黄帝内経《こうていだいけい》』に書かれているらしい。これは按摩によって逃げてしまう氣を危惧《きぐ》しているのだろうか。

ともあれ、年中どんなときにも勧められるのは歩行と湧泉への刺激だと、益軒先生はおっしゃっている。よく歩き、湧泉も刺激しながら、頭寒足熱で心地よく暮らしていただきたい。

目と歯とを保つ方法

加齢とともに目と歯にいろいろと問題が出てきている。たしか四十四歳で初めて老眼用のメガネをかけ、最近は歯医者さんにも通っている。皆さんに自愛を勧めながら、ここ何年も自愛しなかったツケが、今頃まわってきたということなのだろうか。

目はかすむ耳に蟬《せみ》鳴く歯は落ちる　雪を戴《いただ》く老いの暮哉《くれかな》

そんな古歌もあるが、まだ耳の蟬は聞こえず、髪は剃《そ》ってしまうから白いかどうかはっきりはしないものの、「目はかすむ」と「歯は落ちる」は他人事《ひとごと》ではない。さてこの目と歯だが、どうやら関連があるらしい。益軒先生は「細字を多くかけば、目と歯とを損ず」とおっしゃっている。これはどういう関係なのだろう。

細かい文字をたくさん書いていると、知らず知らず歯を食いしばる。その圧力が良くないのだろうか。たしかに睡眠中の歯ぎしりなどは歯をとても傷めるらしく、噛《か》みしめないための自己暗示法を歯医者さんに教わったこともある。よく見えないと歯を噛みしめる、ということで目が歯につながるのかもしれない。

益軒先生は、八十三歳にして夜も細かい文字を読み、歯は一本も落ちていないことを自慢げに書いている。ここは素直に、先生のおっしゃる「目と歯とを保つ法」に耳を傾けてみたい。

まず目についてだが、「四十歳以後は、はやくめがねをかけて、眼力を養うべし」とある。どうも文脈からすると、益軒先生もめがねは使っていたようだ。『養生訓』巻第五にはめがねの材質にも触れ、磨くのも羅紗《らしゃ》がいいと勧めたりしている。きっとこれは経験からの助言だろう。めがねを使うことはさほど恥じることでもなさそうだ。

ときどき両手を熱くなるほど擦《こす》り、その手を両目に載せることも勧めている。「擦りてあたため」た手で目を温め、さらに髪の生え際から下へと、二七《にしち》(＝十四)回も撫でよとおっしゃる。

またこれも四十を過ぎてからの注意だが、「事なき時は、つねに目をひしぎて宜《よろ》し。要事なくんば、開くべからず」とある。特別見るべきもののないときは、目を閉じているべきだというのである。

目・鼻・口からはとくに氣《き》が出入りするので、開いていると氣が漏れやすい。そこで、閉じよというのだが、閉じようのない鼻はともかく、目や口は意思で閉じられるのだから、不要なときは閉じよというのだが、どうも我々はなにが不要かも判断できないまま、起きているかぎり無駄に目を開いているのかもしれない。見るべきほどのこともない、そう思って閉じる時間を増やし、少しは目を休息させてあげよう。

次に歯とのつきあい方だが、食いしばってはいけないが、叩《たた》くのはいい。叩歯《こうし》法は具体的に「三十六度すべし」と勧め、そうすれば「歯かたくなり、虫くはず、歯の病なし」という。これは長く続く圧迫と時折の刺激の違い、ということだろうか。

たまの刺激でも、歯が丈夫なのをいいことに堅い梅や楊梅《やまもも》などの核《さね》を噛み割ったりすることは厳に戒めている。若いときのそうした過信で、後年歯が早く落ちるという

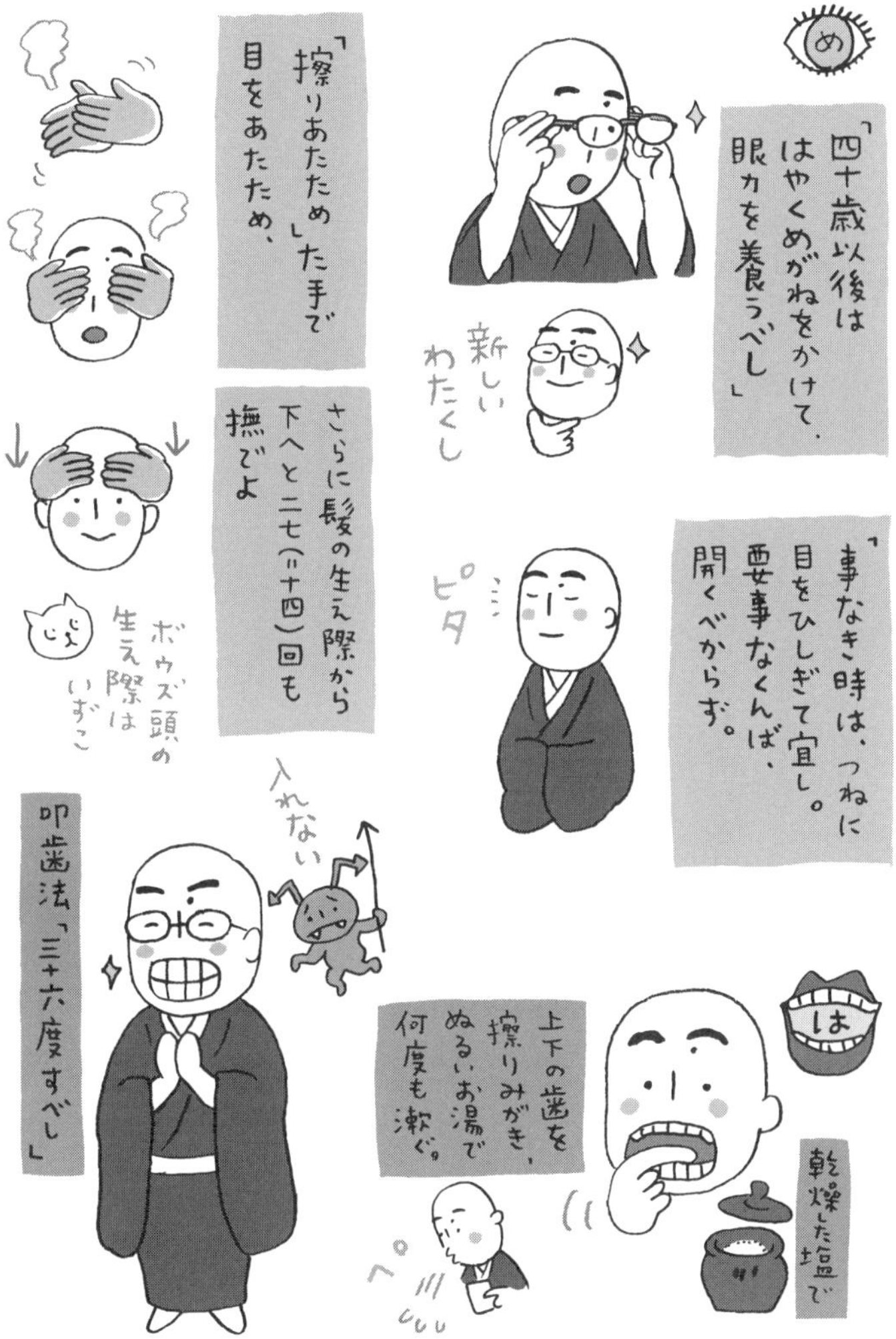
め
「四十歳以後は
はやくめがねをかけて、
眼力を養うべし」
新しい
わたくし
「事なき時は、つねに
目をひしぎて宜し。
要事なくんば、
開くべからず。
ピタ
「擦りあたため」た手で
目をあたため、
さらに髪の生え際から
下へと二七(=十四)回も
撫でよ
ボウズ頭の
生え際は
いずこ
は
乾燥した塩で
上下の歯を
擦りみがき、
ぬるいお湯で
何度も漱ぐ。
ペッ
入れない
叩歯法「三十六度すべし」

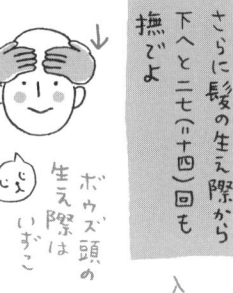

のである。

　またここからが肝要なのだが、先生は毎朝お湯と塩を使い、目と歯とを一緒に手入れするのだが、その方法を最後に紹介しておこう。

「まず熱湯にて目を洗ひあたため、鼻中をきよめ、次に温湯《うんとう》にて口をすすぎ、昨日よりの牙歯の滞《とどこお》りを吐き捨て」る。目には熱湯だが、口に含むのは歯を傷めるから必ずぬるいお湯にする。ちなみに先生は、夜寝るまえには出がらしのお茶に塩を入れて嗽《うがい》することを勧めている。

　朝も当時使われていた房楊枝《ふさようじ》は使わず、乾燥した塩で上下の歯茎《はぐき》も含めて擦りみがき、ぬるいお湯で何度も漱《すす》ぐ。変わっているのは、口から吐《は》き出した塩入りの温かいお湯を、あら布で漉《こ》してそれで目を洗えというのだ。しかも左右十五度ずつ。唾液《だ》が目になんらかのはたらきをするのだろうか。そして別に取り置いたお湯でさらに目を洗い、口を漱ぐ。怠りなくそうしていれば、目も歯も万全だというのだが、藁《わら》にも縋《すが》るつもりで今からでもやってみるしかなさそうだ。

秘すれば危うし

「秘すれば」とくれば、「花」、と続く素敵な世阿弥《ぜあみ》の言葉もあるのだが、今回はもっと現実的で切迫した「便」の話である。便を秘すれば当然「便秘」になる。一時的なことならともかく、久しく秘すればかなり危うい、というのが益軒先生の見解である。

便には大小二種類ある。これを二便と呼び、トイレに行くことを修行道場などでは「二便往来」と呼んでいる。まるで二便が単独で往来するようで怖い言葉だが、むしろん二便のために人がトイレを往来するのである。

もっとも、禅では我々のからだのことを「臭皮袋《しゅうひたい》」などと呼び、日常生活は著衣喫飯《じゃくえきっぱん》、屙屎送尿《あしそうにょう》などとも表現される。要するに我々は服を着て物を食べ、糞尿を出す存在にすぎない、という見方だから、食べた直後からは、二便を抱えた臭い皮袋には違いない。

本当は、外氣に触れなければ臭くはないわけだが、しかし久しく秘すれば異常発酵なども起こり、臭くはなくとも毒気が発生し、それまで吸収してしまう。「危うし」というのも大袈裟ではない。

益軒先生が「危うし」とおっしゃるのは大よりむしろ小のほうである。思えば人が亡くなりそうなときも、尿がどれだけ出ているかが大きな指標になる。腎《じん》機能が弱って尿が出せなくなり、浮腫《むく》んでくるともう間もなく、と思ったほうがいい。

むろんここで述べるのは「秘する」場合だから、そんな重篤なケースではない。原則は「二便は早く去るべし。こらゆるは害あり」なのだが、忙しくて落ち着いてトイレにも行けなかったりすると、ちょっとヤバイことになる。

「小便を久しく忍べば、たちまち小便ふさがりて、通ぜざる病となることあり」というのだ。具体的には尿閉になったり、腎機能が弱まって尿量が減り、尿意だけは頻繁に感じるという「淋《りん》」と呼ばれる状態に陥る。これはいわゆる「淋病」ではないが、腎機能がそのまま弱まってしまう可能性も考えると、あの「淋病」よりも怖いかもし

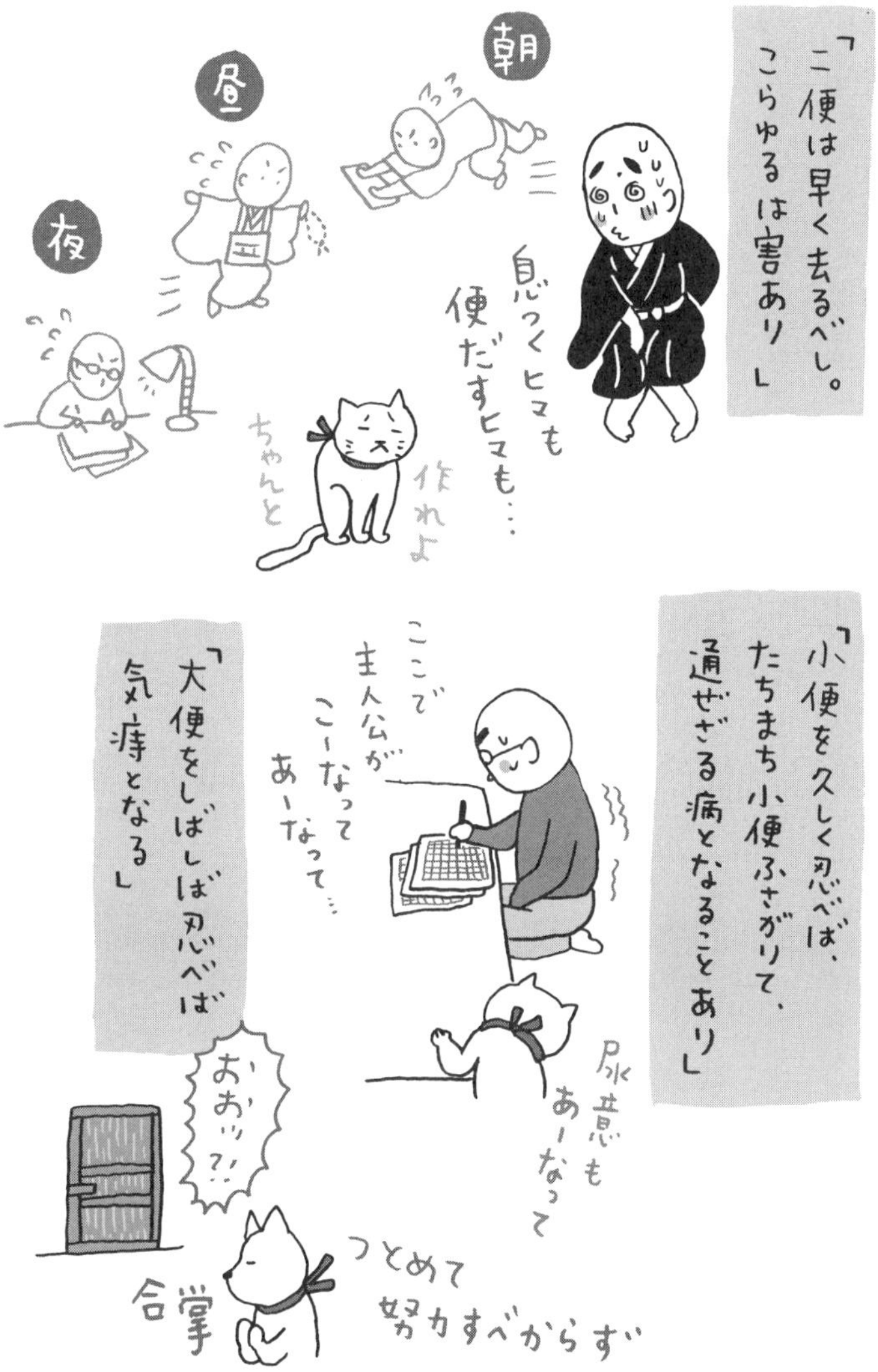
「二便は早く去るべし。こらゆるは害あり」
朝
昼
夜
息つくヒマも
便だすヒマも…
作れよ
ちゃんと
「小便を久しく忍べば、たちまち小便ふさがりて、通ぜざる病となることあり」
ここで主人公がこーなってあーなって…
尿意もあーなって
「大便をしばしば忍べば気痔となる」
おおッ?!
つとめて努力すべからずい
合掌

れない。そんな危険な思いをするなら、洩らしてしまったほうがマシかとも思うが、益軒先生もさすがにそこまでは書いていない。

大の場合は、「大便をしばしば忍べば氣痔《きじ》となる」とあるが、これは痔疾になってしまうということか。とにかくヤマイダレに寺は寺に行くまで治らないという説もあるくらいだからご用心いただきたい。

また便秘ぎみのときでも、「つとめて努力すべからず」とある。この「努力」は「どりょく」ではなく「ぬりょく」と読むのだが、要するに力むことである。あまり力むと、「氣《き》のぼり、目あしく、心さわぐ」し、害が多いのだという。上氣して目つきもおかしくなり、心さわいでいる様子を想い描くと私まで切なくなってくるが、なんとかそこまで我慢せずに早め早めに手を打っていただきたい。

むかし神戸の六甲《ろっこう》山の麓《ふもと》に、戦災孤児たちを五百人も預かっていた菅宗信《すがそうしん》和尚という方がいた。大勢の子どもたちがいれば毎日いろんなことが起こる。あるとき苦しそうに青ざめ、原因不明ながら動けなくなってしまった男の子がいたらしい。それが極端な便秘のせいだと見破った和尚は、ズボンを脱がせ、肛門に指を入れようとしたが入らず、そうこうするうちにもどんどん苦しそうになるので、迷わず肛門に口を当てて大量の便を吸い出したそうだ。

溜まった便が固まるのを「秘結」というのだが、そこまで固まるまえに処置するのが予防の「秘訣」である。いや、冗談じゃなく、ふつうはそんな和尚さんが近くにいるなんて期待できないわけだから、自分で養生していただきたい。

益軒先生は「秘しやすい人」に忠告する。唾液を増やし、胃腸の氣を巡らす漢方薬を飲むように。また餅っぽいものや柿、芥子《からし》など、秘結させやすい食べ物を摂らないように、と。そして秘しがちな人も、とにかく毎日厠《かわや》に行き、努力せず、自然に少しずつ通利せよとおっしゃっている。くれぐれも、努力はトイレ以外でしていただきたいのである。

羹《あつもの》は熱《あつき》に宜《よろ》し？

日本人ほど、温かい飲食物を好む民族もいないのではないか、とも云《い》われる。なるほど古老に訊《き》くと、戦前は火を通さない野菜など一切食べなかったというし、酒もたいてい温めて飲んだらしい。

見渡してみると、世界で酒を温める民族はほとんどいないことに氣づく。赤ワインを温めて飲む国はあるが、あれは風邪薬のようなものだから別である。

中国でも醸造酒を温めることはあったようだが、日本人のこだわりは特別だろう。初めは鍋や銚子で直接温めたらしいが、江戸時代の文化年間（一八〇四～一八年）には鍋や錫《すず》でできたチロリという温熱器具が発案される。今では屋台のおでん屋くらいでしか見かけない代物だが、やがて天保年間（一八三〇～四四年）になるといわゆる燗徳利《かんどくり》が江戸で流行する。箱火鉢のなかの銅壺に水を張って、徳利ごとそのまま温められるしかけである。

正徳四（一七一四）年に亡くなった貝原益軒が果たしてどんな方法で酒を温めたのか、それは定かではないが、とにかく「酒は夏月も温なるべし」と益軒先生はおっしゃっている。

「冷飲は脾胃《ひい》をやぶる」、しかも「冬月も熱飲すべからず」、というのだから適温はそのあいだにある。しかし人の好みもいろいろで、飛びきり燗、熱燗、上燗、ぬる燗、人肌、日向《ひなた》燗と、じつに多彩な温度に名づけまでしてしまった。さすが日本人である。

火の通し加減にこだわるのはお酒ばかりではない。「飯はよく熟して中心まで和らかなるべし」と云う。ああ、そういえば日本人はご飯にもうるさかった。益軒先生によれば、米も強《こわ》かったり粘《ねば》っこいのはよくない。温度も煖《だん》なるに宜し、というのである。

最近でこそ、α《アルファ》-デンプン、β《ベータ》-デンプンの違いが指摘され、冷めたご飯のβ-デンプンは消化にひと手間多くかかることが分かっているが、ときは江戸時代である。

益軒先生はコメの見立てもじつに細かい。人には体質として「虚」の人と「実」の人がいるわけだが、虚の人には新米は性が強すぎてよくないという。また稲そのものに早稲《わせ》と晩稲《おくて》とがあるが、早稲は氣《き》を動かすから病人は避けたほうがいいらしい。ご丁寧に病人は晩稲の米にせよとアドヴァイスするのである。

いちいち言うことを聞いていたら大変だと思うかもしれないが、これは案外どこの家庭でも普通にしてきたことではないだろうか。

「羹《あつもの》は熱《あつき》に宜《よろ》し」というのもそうして守られてきた日本人の常識である。羹とは、肉や野菜を煮込み、とろみをつけた汁物の総称だが、一度冷めてしまったものはもう口にしたくない人が多い。贅沢といえば贅沢な話だが、日本人にはそれが贅沢ではなく、一種の美学として捉えられてはいないだろうか。

『養生訓』の巻三と巻四は嗜好《しこう》品も含んだ飲食物のことに当てられている。飲食物のことを言いはじめると、かなり現代と合わないことも多く、またこだわりすぎる人も出るに違いないから、本当はあまり言いたくないのである。

我々僧侶の食の基本は、出されたものをとにかくありがたくいただくことで、ぬる

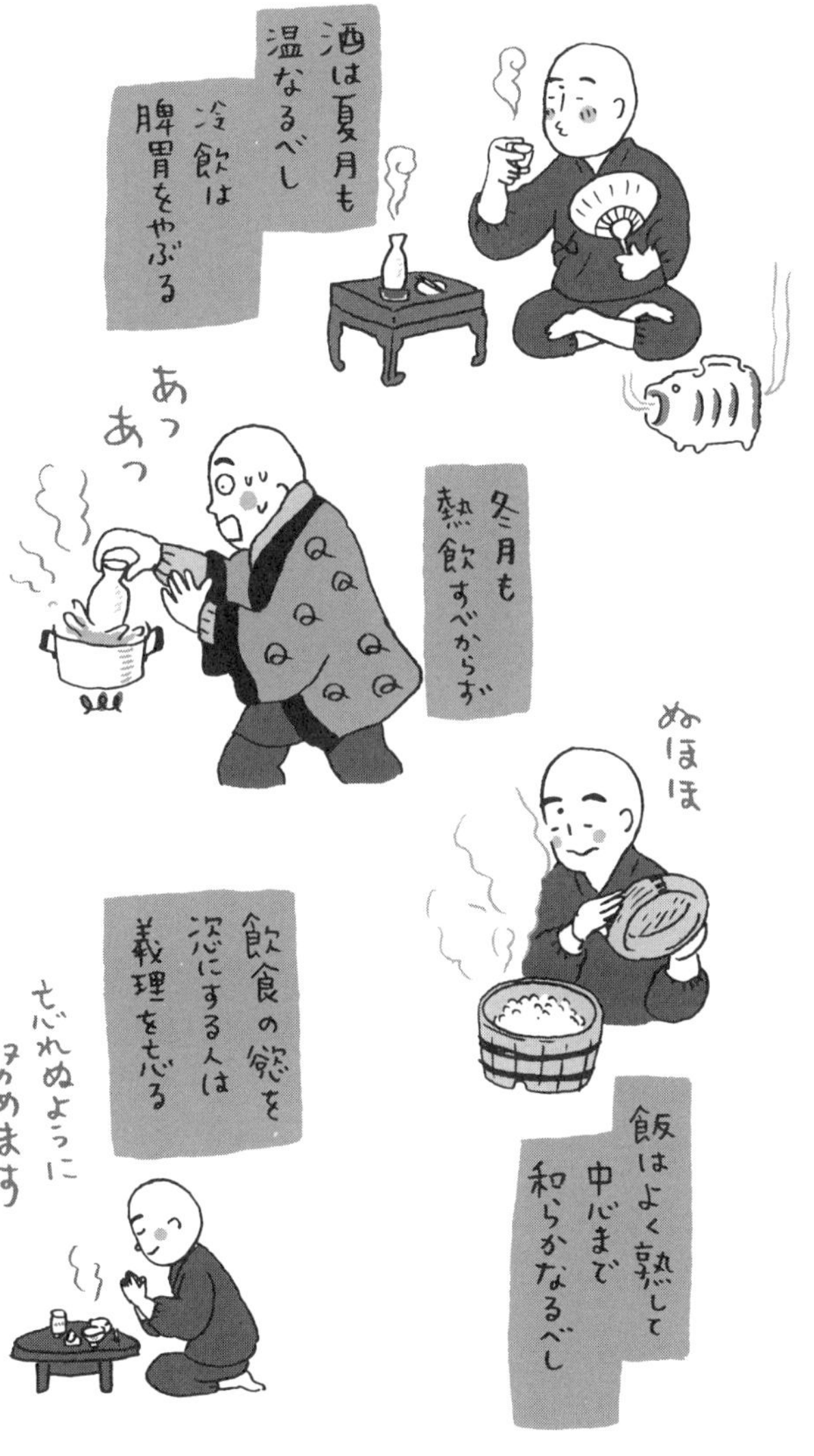

酒は夏月も温なるべし
冷飲は脾胃をやぶる
あっ
あっ
冬月も熱飲すべからず
ぬほほ
飯はよく熟して中心まで和らかなるべし
飲食の慾を恣にする人は義理を忘る
忘れぬように努めます

燗がいいの、晩稲がいいのと考えること自体、たぶん仏道に反する。まして羹は熱くないと、なんて言ったら食事のたびにストレスだらけになるだろう。

申し訳ないけれど、飲食については細かい部分では益軒先生にも異を唱えながら書き進めるしかないと思っている。

しかし先生も、「飲食の慾を恣《ほしいまま》にする人は義理を忘る」とおっしゃっている。そういう人は「口腹《こうふく》の人」と云い、賤《いや》しむべきだとも書かれている。

間違いなく羹は熱いほうがいいに決まっている。酒も、できることなら好みのお燗がいい。しかしもっと大切なのは、そのようにいかない場合の受けとめ方、飲食物に向かう基本的なスタンスではないか。

人は天地から受けた元氣を、飲食によって養う存在なのだから、飲食物はすべからくありがたい僥倖《ぎょうこう》であり、自分の口に入るものはすべてこの命を養うものだと確信して相対《あいたい》さなくてはいけない。

羹が冷めたくらいで騒いではいけない。私は酒と間違って出されたお燗のお酢を、そうと知りつつ美味しそうに飲んだ和尚を知っている。

時ならざるは食はず

益軒先生は『養生訓』の巻三において、「論語、郷党篇に記せし飲食の法、是《こ》れ養生の要なり」とおっしゃっている。「聖人の疾《やまい》を慎《つつし》み給《たま》ふ事かくの如《ごと》し。法とすべし」とまでおっしゃるのだから、『論語』を繙《ひもと》かないわけにはいくまい。

その要締を、私なりに訳しながらよけいな意見も述べてみよう。

「ご飯は手間を惜しまず、精米せよ。膾《なます》は手間を惜しまず、細切りにせよ」

膾のほうは納得できるだろうが、ご飯については玄米菜食などという人々もいるから最近は厄介だ。しかしここでは、とにかく食べるための手間を惜しむな、という教えとして受けとめよう。

「ご飯の饐《す》えて味の変わったのや、魚のただれて肉の腐ったものは食べない。色の悪いのや、嫌な臭いのするものは食べない」

これはまぁ、言うまでもないことだろうが、あくまでも賞味期限などではなく、自分の五感で実際に見て嗅《か》いで確かめてほしい。そして大丈夫なら、ありがたくいただくのである。

「調理法のおかしいものは食べず、また『時ならざるは食はず』、肉の切り方が方正でないものは食べない」

こうなると、なんだか贅沢にも聞こえてくる。調理法がおかしいというのは、煮え加減や味付けが変な場合である。たしかに食べられない味付けもあるだろうが、こればかりは家風ということもある。聖人君子は「食べず」で済むかもしれないが、そうは言ってられないことだってある。肉の切り方が方正じゃない、などに至っては難癖にも聞こえる。それなら自分で切れ、と言いたくもなるではないか。

どうも『論語』郷党篇での書かれようは、まったく自分では調理しない人の言い草に聞こえるのだ。「君子は庖厨《ほうちゅう》を遠ざくるなり」と言った孟子と同じく、孔子も厨房に入らなかったようだ。

まともに感じるのは「時ならざるは食はず」だろうか。この言葉の訳し方もいろい

郵 便 は が き

料金受取人払

神田支店承認

4101

差出有効期限
平成25年 8 月
31日まで

1 0 1 — 8 7 9 1

5 0 9

東京都千代田区神田神保町 3-7-1
ニュー九段ビル

清流出版株式会社 行

フリガナ		性	別	年齢
お名前		1. 男	2. 女	歳
ご住所	〒 TEL			
Eメール アドレス				

お務め先 または 学校名	
職種 または 専門分野	
購読されている 新聞・雑誌	

※データは、小社用以外の目的に使用することはありません。

自愛の手引書
養生事始

ご記入・ご送付頂ければ幸いに存じます。　初版2012・7　**愛読者カード**

❶本書の発売を次の何でお知りになりましたか。

1 新聞広告（紙名　　　　　　　　　）2 雑誌広告（誌名　　　　　　　　　）

3 書評、新刊紹介（掲載紙誌名　　　　　　　　　）

4 書店の店頭で　　5 先生や知人のすすめ　　6 図書館

7 その他（　　　　　　　　　）

❷お買上げ日・書店名

年　　月　　日　　　市区町村　　　　書店

❸本書に対するご意見・ご感想並びに今後の出版のご希望等お聞かせください。

■小社にご注文の際、本の料金とは別に次の送料及び代引手数料がかかります。
※本の冊数にかかわらず、お買い上げ金額が1,500円(税込)未満の場合は送料及び代引手数料として500円、1,500円以上(税込)のお買い上げの場合は200円となります。
品切・重版未定になりました時はご了承ください。

書名・著者名	定価(税込)	冊　数
ひとりの老後は大丈夫？　吉沢久子・岸本葉子	1,575円	冊
福辻式「寝る」「押す」美ダイエット法　福辻鋭記	1,260円	冊
魂の書　金澤翔子作品集　書／金澤翔子・文／金澤泰子	1,890円	冊
絆　命を輝かせるために　伊藤智也	1,470円	冊

ご愛読・ご記入ありがとうございます。

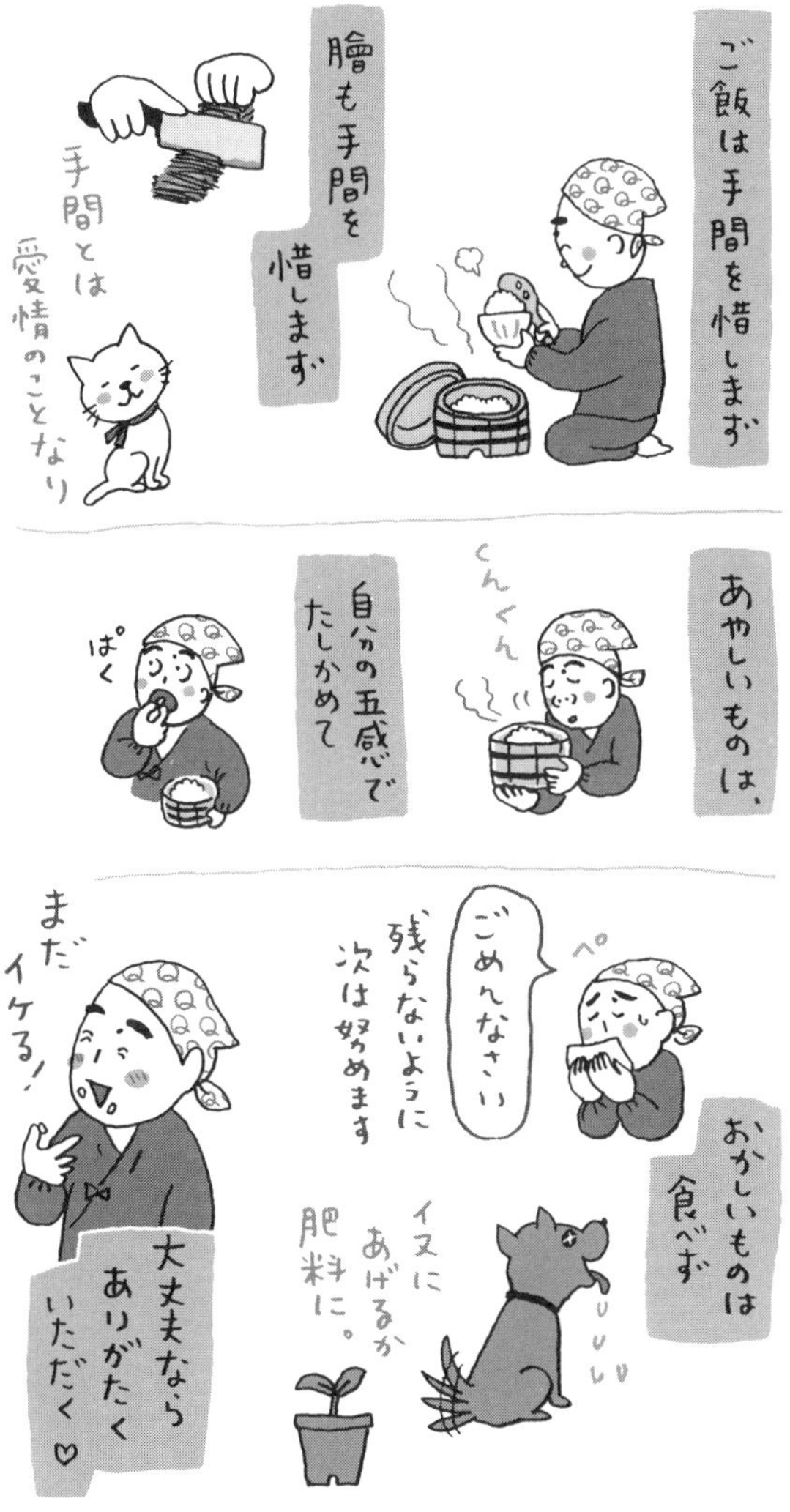

ご飯は手間を惜しまず
膾も手間を惜しまず
手間とは愛情のことなり
あやしいものは、
くんくん
自分の五感でたしかめて
ぱく
おかしいものは食べず
ぺ
ごめんなさい
残らないように次は努めます
イヌにあげるか肥料に。
まだイケる!
大丈夫ならありがたくいただく♡

ろあるようだが、狭く見れば「まだ熟していないものは食べない」ということのようだが、今は少し広く、「旬じゃないものは食べない」という意味に受けとってみよう。

以前、五木寛之さんと一泊で対談した折、彼は本来今の季節のものじゃなければ食べない、というので驚いたことがある。そういえば五木さんも『養生訓』は読んでいらっしゃるから、その影響だろうか。

日本には、四季があるため野菜や果物の旬もはっきりしている。大根のように、夏と冬の両方にできるものもあるが、たいていはある一定の期間だけにできる。

旬がはっきりした日本の作物に合わせ、昔はバナナの旬もお盆と決めていたらしい。緑色のバナナを輸入し、室《むろ》に入れて保存してお盆に黄色くなったのを出荷すると最も高く売れた。そのタイミングを失ったバナナが叩き売りされたものである。

しかし最近では、冬のナスやトマト、キュウリなど当たり前、イチゴの旬は六月だったはずなのに、クリスマスケーキなどに多用されるため、十二月に出すと一番高く売れるのだという。

旬がなくなった、と云うより、旬をはずしたほうが希少扱いされている。それによってどんどん「無旬」になりつつあるのである。

そういえば人間もそうではないか。

小学生には小学生らしい、中学生には中学生らしい時の過ごし方があり、時期に応じた果実を彼らは実らせるはずである。

しかし欲に眩《くら》んだ大人《おとな》の目には、小学生の果実や中学生の果実が見えない。だから急いで大人の果実を実らせようと、英語やコンピューターの使い方まで教え込むのではないか。産業界からの若い実践力の要求は明らかである。

丁稚《でっち》さんにはここまでしかさせない、という育て方にこそ見識を感じるのは、私だけだろうか。

食べ物だけでなく、成長に合わせて時宜《じぎ》を得た体験をすることが「いのちの養生」ではないか。時ならざるは食はず、食はせず、である。

食ふに語らず

『論語』郷党篇の紹介が途中になってしまったので、一応最後まで示しておこう。

孔子先生は、副食の肉よりも主食のご飯を多く食べるべきこと、酒は飲んでもいいが、「乱に及ぼさず」飲むべきこと、そして祭事に供えた肉などは、悪くなってから配れば神への冒瀆《ぼうとく》にもなるから、家に一夜もおかずにすぐに配ってしまうべきこと。どんな食べ物でも自分たちが食べる前に必ず先祖に供えるべきこと、などを説いている。

我々僧侶も物餉《ぶっしょう》や生飯《さば》といって、必ず祖師や禽獣《きんじゅう》類に食べ物を供えてからいただくが、これは食べることがつい我が身よかれの餓鬼《がき》道に陥りやすいため、まずは自分以外の生物無生物に供えることで「いただく」という食べ物への根源的な態度をつくるためだろうと思う。

我々が口にするものはすべて、間違いなく、かつて生きていたり今も生きている「いのち」である。「いのち」で「いのち」を養っているわけだから、これは「いただきます」という以外にない。

西洋には、家畜は人間が食べるために神が創ってくださった、という考え方もあるが、東洋人はふつうそうは考えない。動物は、対等か、あるいはむしろもっと神に近い存在として尊敬さえしていたからこそ、昔の日本人は人名に「猿丸」「鹿蔵」「虎吉」などと動物名を入れたのではないか。猿や虎は食べないにしても、いずれ尊い動物たちの「いのち」をときに「いただく」ことで我々は生きている。たとえば仏教徒なら動物にも植物にもまず懺悔《ざんげ》し、そして「いのち」をいただくことに感謝するわけだが、これはおそらく古代の人々に共通の心情だろう。

孔子は同篇のなかで「食ふに語らず」とも言っていて、そこで理由は述べていないのだが、私にはそれこそ食べ物に向き合う際の自然で原則的な態度だと思える。宇野《うの》哲人《てつと》氏の訳だと、食事中に話しかけられても答えない、とされているが、やはり「いただいている」最中にはよけいなことに思いを散らさず、きちんと思うべきことがあるということだろう。

禅宗では食事のまえに「五観《ごかん》の偈《げ》」と云われるものを唱える。

「一つには、功の多少を計り、彼《か》の来所を量《はか》る」。目の前にある食べ物がこうして供されるまで、どれほどの人々の労苦や心配があったかを想い、その食べ物が生きていた状態にまで思いを馳《は》せる。

「二つには己が徳行の全欠と（を）吋《はか》って供《く》に応ず」。そんな食べ物をいただくにふさわしい行ないを、今日一日したかどうか考えてみる。

「三つには心《しん》を防ぎ、過貪等《とがとんとう》を離るるを宗《しゅう》とす」。これをいただくことで、自分は貪《むさぼ》る心や厭《いと》う心を起こさないと誓う。

「四つには正に良薬を事とするは形枯《ぎょうこ》を療《りょう》ぜんが為なり」。この食事は良薬を飲むように、身体を養うためにいただくのだと確認する。

「五つには道業《どうぎょう》を成《じょう》ぜんが為にまさに此の食《じき》を受くべし」。この食事は釈尊の到達された境地を目指すためにいただくのだと覚悟を新たにする。

こうして五つの事柄を確認し、思いを馳せつつ唱え、しかるのちに一つ一つお椀を

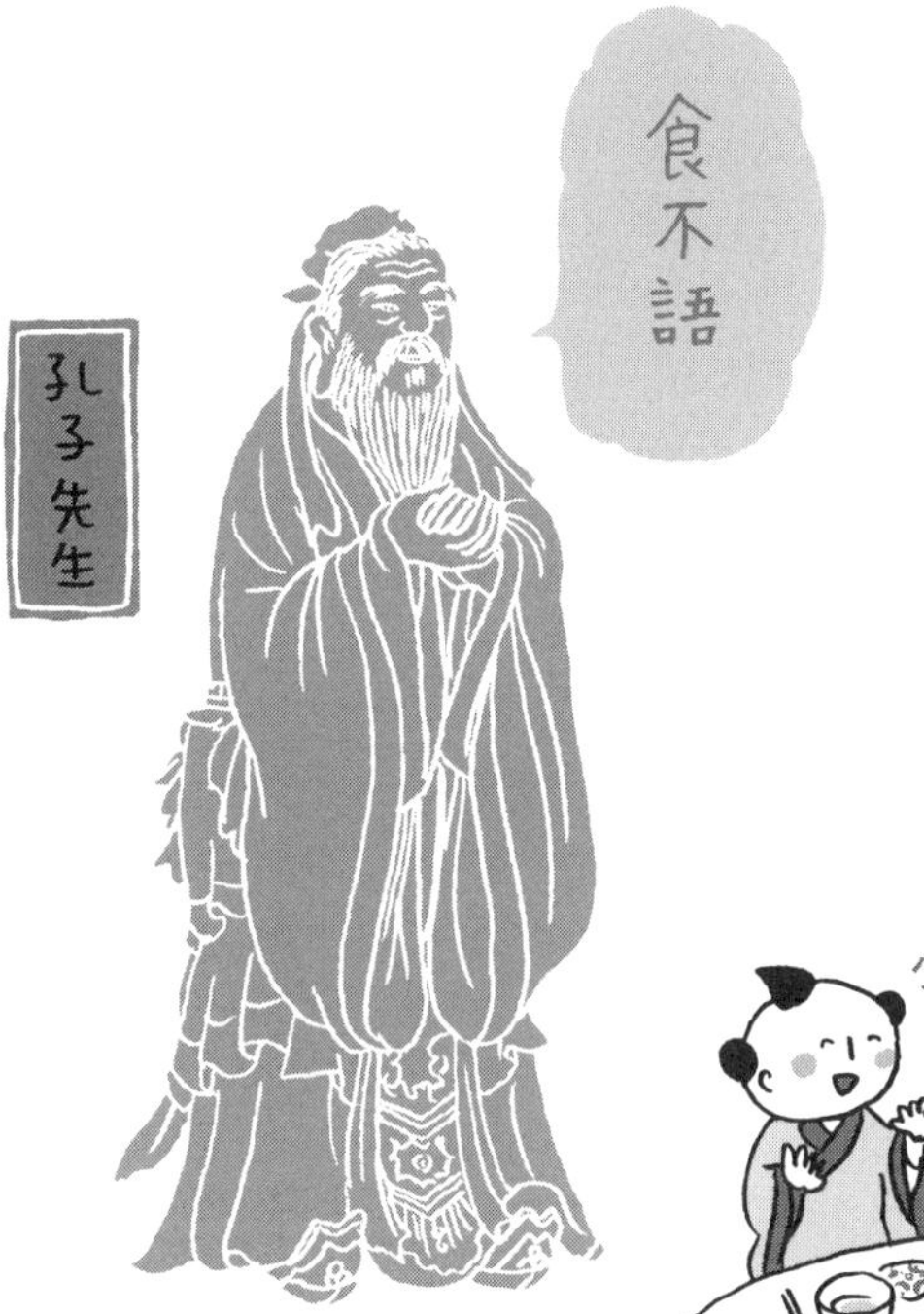
食不語
孔子先生

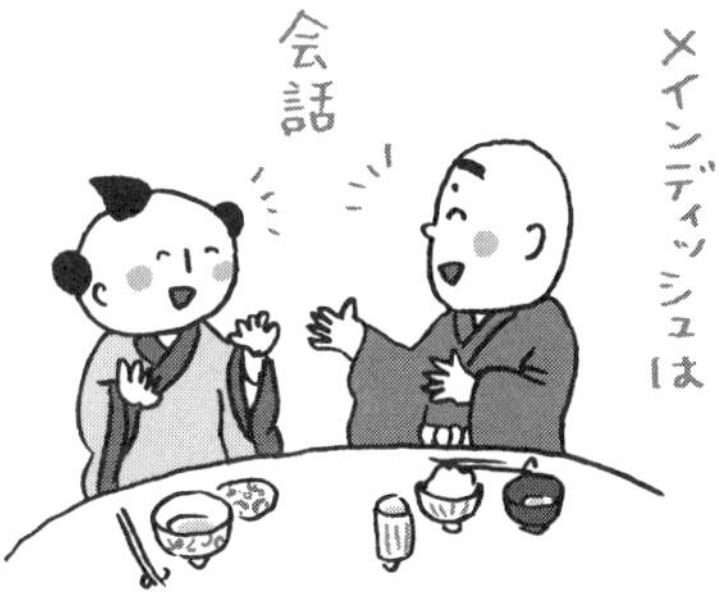
メインディッシュは
会話

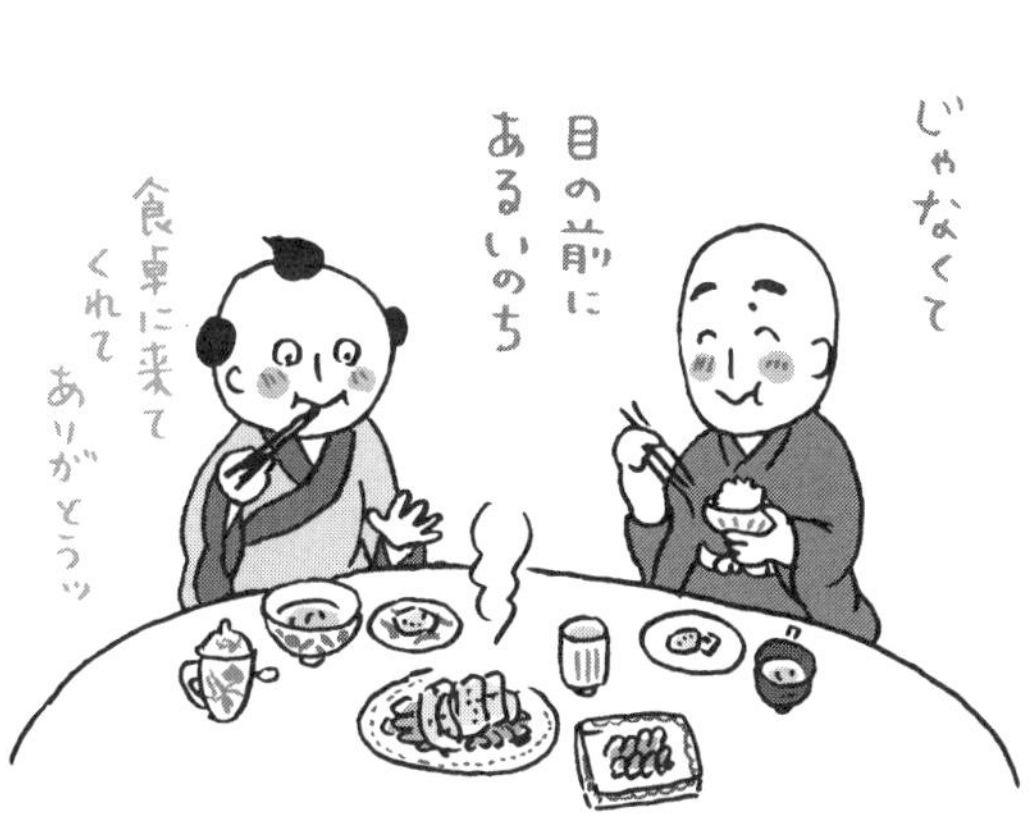
じゃなくて
目の前に
あるいのち
食卓に来て
くれて
ありがとうッ

持っていただくわけだから、当然喋《しゃべ》ることなどありえない。それどころか禅の道場では一切の物音をたてず、仲間の思いも邪魔することなく誠に静謐《せいひつ》に食事を終えるのである。

一般の家庭では、会話のない食事ほど味氣ないものはないかもしれない。私も道場を出てからは食前酒までいただくこともあり、食事中に話さないわけではない。しかし、せめて口に食べ物をいれているあいだは、黙ったらどうか。孔子が告げている「食ふに語らず」というのもたぶんそういうことだ。

大切なのは、それを礼儀としてするのではなく、先ほどの五観の思いや想像力をはたらかせ、納得ずくでそうすることだろう。

孔子先生は、きっと厨房には入らなかった人だと想う。しかし厨房にもどんどん入り、料理のこともいろいろ知っておいたほうがいい。そうしないと人々の「功を量る」ことも食材の「来所を量る」こともできないではないか。この二つだけでもリアルに想像できるなら、それだけでまずは「いただきます」と心から思えるのではないだろうか。

少しうゑても害なし

日本には「腹が減っては戦《いくさ》はできぬ」という諺《ことわざ》がある。べつに戦をする必要はないけれど、つらつら人間以外の動物たちを観察してみると、ライオンも虎も狼もどうやら腹が減らないと戦はしないのである。

禅の道場には、毎月集中的に坐禅修行をする摂心《せっしん》と呼ばれる期間がある。ほとんどの雲水《うんすい》がその期間になると自ら食事を減らす。とくに命じられるわけではないのだが、そうしたほうがからだも軽くなるし頭も冴《さ》えてくる。戦ではないにしても、どうやら空腹時のほうが自分の能力が発揮されるような氣がする。おそらく人間だって、大昔には空腹にならないとあまり積極的な活動はしなかったのではないだろうか。

益軒先生も、とにかく満腹を嫌う。食べたらすぐに歩けと言うし、寝るときの胃は「清虚」であれともおっしゃっている。

とくに夜食については口うるさく戒めており、曰《いわ》く、「夜食する人は、暮《くれ》て後《のち》、早く食すべし」「深更にいたりて食すべからず」「酒食の氣《き》よくめぐり、消化して後ふすべし」。

要するにこれは「昼寝の功罪」で述べたことと同じで、腹を満たしたまま寝ると、氣が滞って病氣になるというのである。

昼なら散歩したりからだを動かす仕事でもすればいいが、「凡《およ》そ夜は身をうごかす時にあらず。飲食の養を用ひず、少しうゑえても害なし」と言う。つまりそもそも夜はからだを動かすべきときではないのだから、飲食しなくては身が保たないような過ごし方をすべきではないということだ。

飲んだあとにベラボーな食欲を発揮する人がいる。いや、これは自分にも心当たりがあるのだが、若いときはたらふく食べて飲んだあとでもラーメンが食べたくなったりしたものだった。食欲は満たされているはずなのに、あれはいったいなんだったのだろうと思う。

益軒先生は「欲多きは人のむまれ付（生まれつき）」だから、「ひかえ過す」という

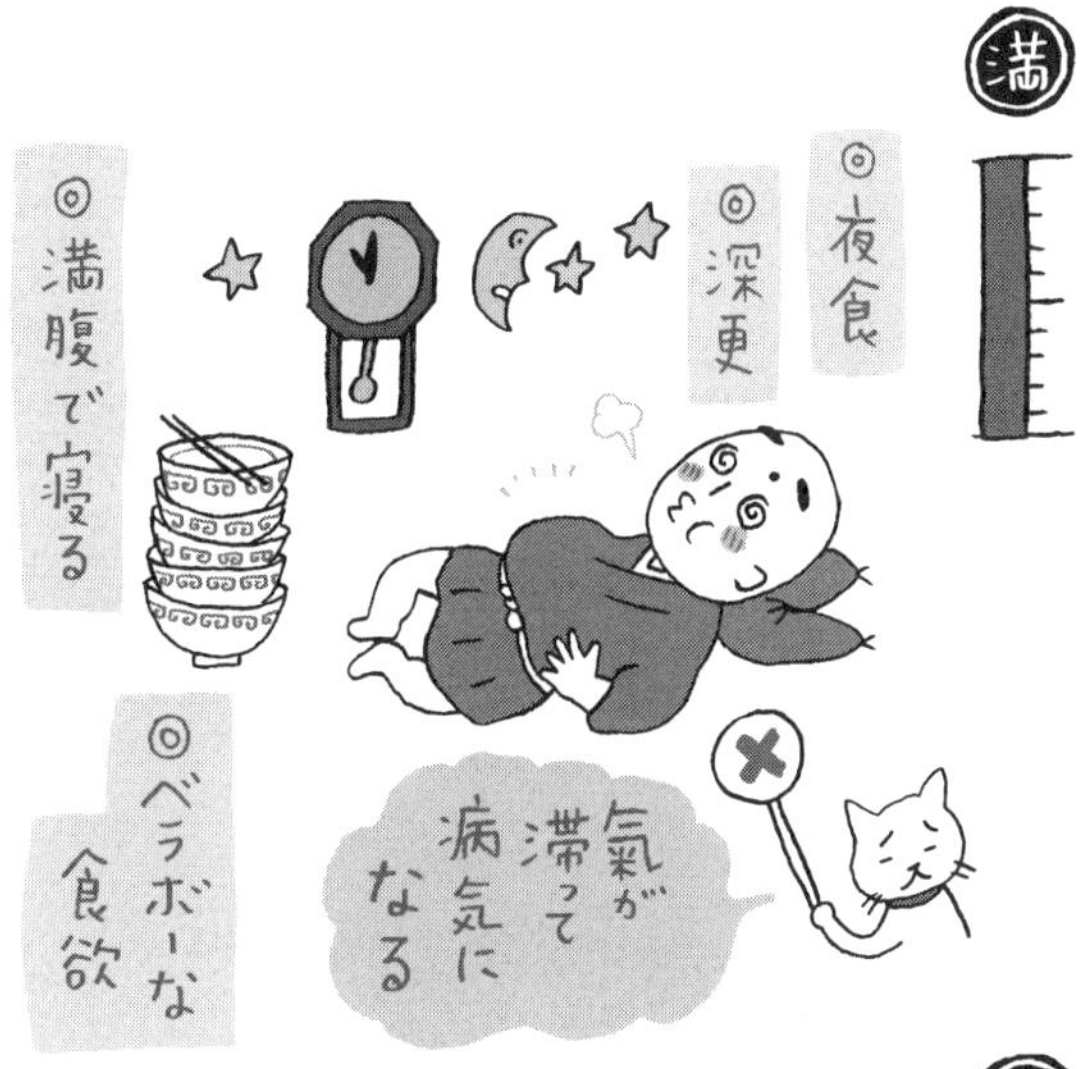
満
◎夜食
◎深更
◎満腹で寝る
◎ベラボーな食欲
氣が滞って病気になる

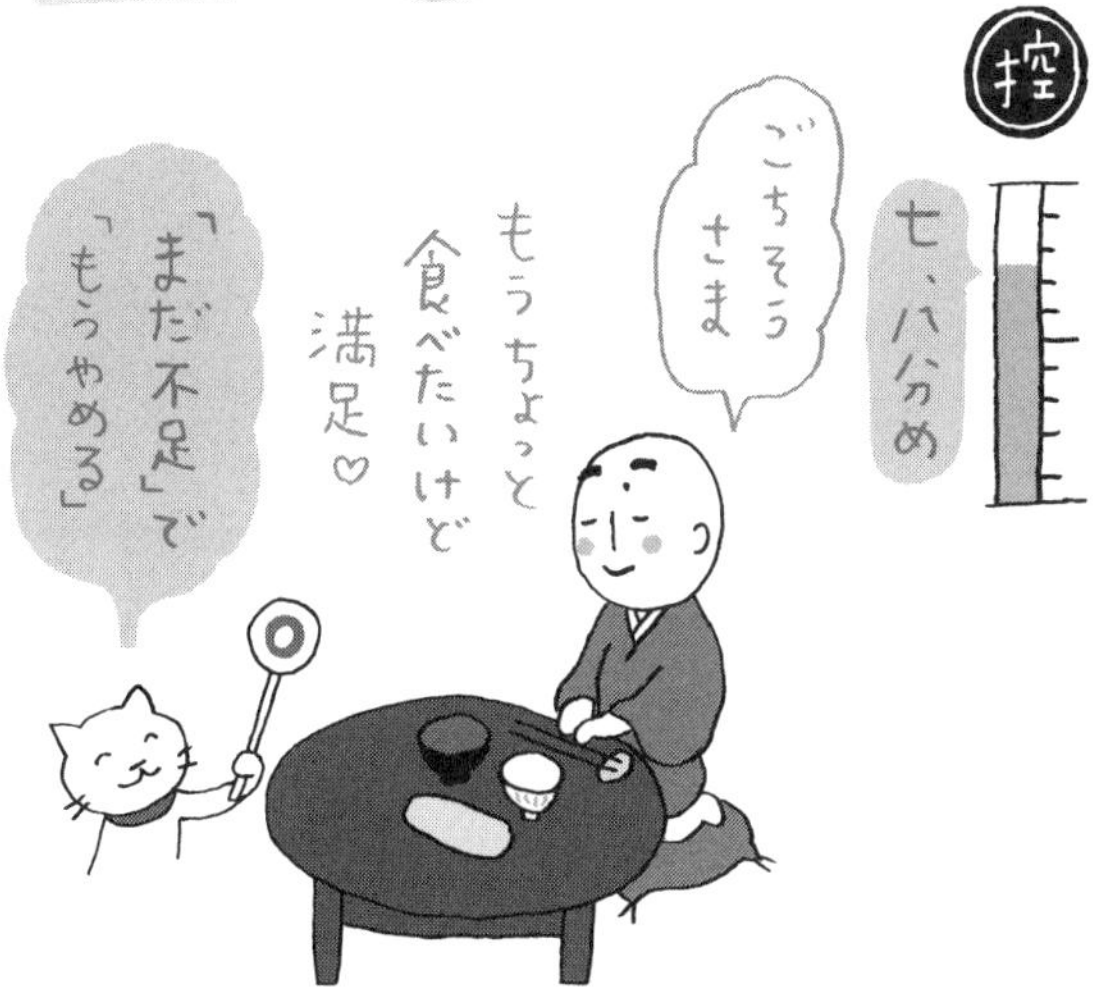
控
七、八分め
ごちそうさま
もうちょっと食べたいけど満足♡
「まだ不足」で「もうやめる」

意志があるくらいでちょうど良いのだとおっしゃる。なるほど、あれはたしかに食欲という範疇《はんちゅう》を超えた欲望だったのかもしれない。あるいは空腹とは関係ない渇きと云ったらいいか……。そんな氣がする。

最近では、長寿を研究する人々がネズミなどで実験し、餌《えさ》を八割程度に減らしたほうがどの個体も長生きすることが分かってきた。少し餓《う》えても害なしどころか、小食のほうがかえって長生きできるのである。もしかすると、満腹中枢はワガママな脳だけの満足しか示さず、いのち全体の指標にはならないのかもしれない。

まるでそのことを知っていたかのように、益軒先生は「酒・食・茶・湯、ともにひかへて七八分」で「まだ不足」だと思う程度でやめるべきだとおっしゃっている。「まだ不足」で「もうやめる」というのは、口で言うほど簡単ではないが、要は「まだ不足」と訴える脳を、あまり信用しすぎないことだろう。

ただ注意しなくてはいけないのは、食事のたびに七八分にし続けていると、そのうち胃袋がどんどん小さくなってしまうことである。

日本人はハレのときにドカ食いしたものだが、それは結果として胃を通常の大きさに保つ役に立っていたのではないか。普通の大きさが保たれるからこそ、七八分なら余裕がある。おそらく余裕やゆとりこそ、なにかに集中するときの余力なのである。

道場では、うどんやカレー、あるいは托鉢《たくはつ》先でいただく点心などが胃を大きくする役に立っていた。どんな料理もありがたくいただくだけでなく、どんな量でも満足できるのが究極の柔軟さだろう。

むろん、そうできるためには、胃の筋肉を鍛えるよりも、頭の柔軟さこそ鍛えるべきだ。一食抜こうと、ときにはドカ食いしようと、そのくらいはなんとかリカヴァーできる。そういう確信をもつことではないだろうか。

そんな自信をもった人を「肚《はら》ができた人」と云う。……違うか。

薬味、和え物の効用

カツオの美味《おい》しい季節である。冷や奴《やっこ》も旨《うま》いし、冷えたビールには枝豆もいい。ところでそれらを食べるとき、皆さんは薬味になにを添えるだろう。

枝豆に塩を振るのは誰でも同じかもしれないが、カツオには、生姜《しょうが》だったり大蒜《にんにく》だったり、同じ皿に添える和《あ》え物だって、茗荷《みょうが》、青紫蘇《じそ》、タマネギなど、好みが分かれるかもしれない。奴豆腐にはどうだろう。やはり生姜、葱《ねぎ》などがふつうかもしれないが、人によっては擂《す》りゴマをかける人もいる。

なにを申し上げたいかと云《い》うと、益軒先生は、こうした和え物とか薬味などがちゃんと揃《そろ》わないなら、現物を食べるのをおやめなさいとおっしゃるのである。

「聖人其の醤《あえもの》を得ざればくひ給《たま》はず。是《こ》れ養生の道也」

まったくもって贅沢というか、ワガママというか、困った人だと思ってしまうのだが、むろん例によってちゃんと理屈はある。

要するに、たとえばアサリを蒸す酒、餃子《ぎょうざ》にとっての酢とラー油と醤油《しょうゆ》、鮎《あゆ》には蓼《たで》、肉には胡椒《こしょう》、煮魚には生姜、刺身には山葵《わさび》など、皆が当然のように組み合わせる和え物、薬味などは、ただ調味のために適当にしているのではなく、その食材の毒を消すために必要なのであり、「くはふべきあはせ物」だから、加えているというのである。

なるほど、そう言われればそんな氣もしてくる。

ところで、江戸時代は、今のように交通の便も発達していなかったから、魚の多くは塩漬けにして売っており、ことに塩漬けのマグロなどは値段も手頃な庶民の食べ物であったらしい。

いっぽうのカツオは女房を質に入れてでも食べる、というくらい値段が高く、当時は芥子《からし》で食べるのが主流だった。ということは、どうやら、和え物にもある程度の幅は認められるのだろう。

話の勢いで、冷や奴の薬味のことも書いてしまったが、豆腐についてはどうもちょっと特別らしい。つまり、豆腐ほどその土地の水の影響を受ける食品はないため、初めて行った土地ではまずその土地の水に慣れるように、豆腐を食べよとおっしゃるのだ。

「人、他郷にゆきて、水土かはりて、水土に服せず、わずらふ事あり。先《まず》豆腐を食すれば脾腎《ひじん》調《ととのひ》やすし」

水ばかりでなく、豆にはその地方の土の内容も反映しているということだろう。だからそこに薬味を載せるのは、用心に用心を重ねてすることで、自分の家でいつもの豆腐を食べる分にはべつになにも載せなくとも、あるいはなにを載せてもいいということだ。

江戸時代には豆腐はすでに人氣食品で、禅寺発の『豆腐百珍』という本もずいぶん読まれた。思えば私も、修行道場にいるときは、毎日豆腐を食べない日はなかった。肉魚を食べない修行僧にとっては唯一タンパク源が豆腐で、近所の嵯峨豆腐からブロックの端っこを無料で頂戴してきた。しかし毎日たいていは汁に入って出てきたから、薬味の心配もいらなかったのである。

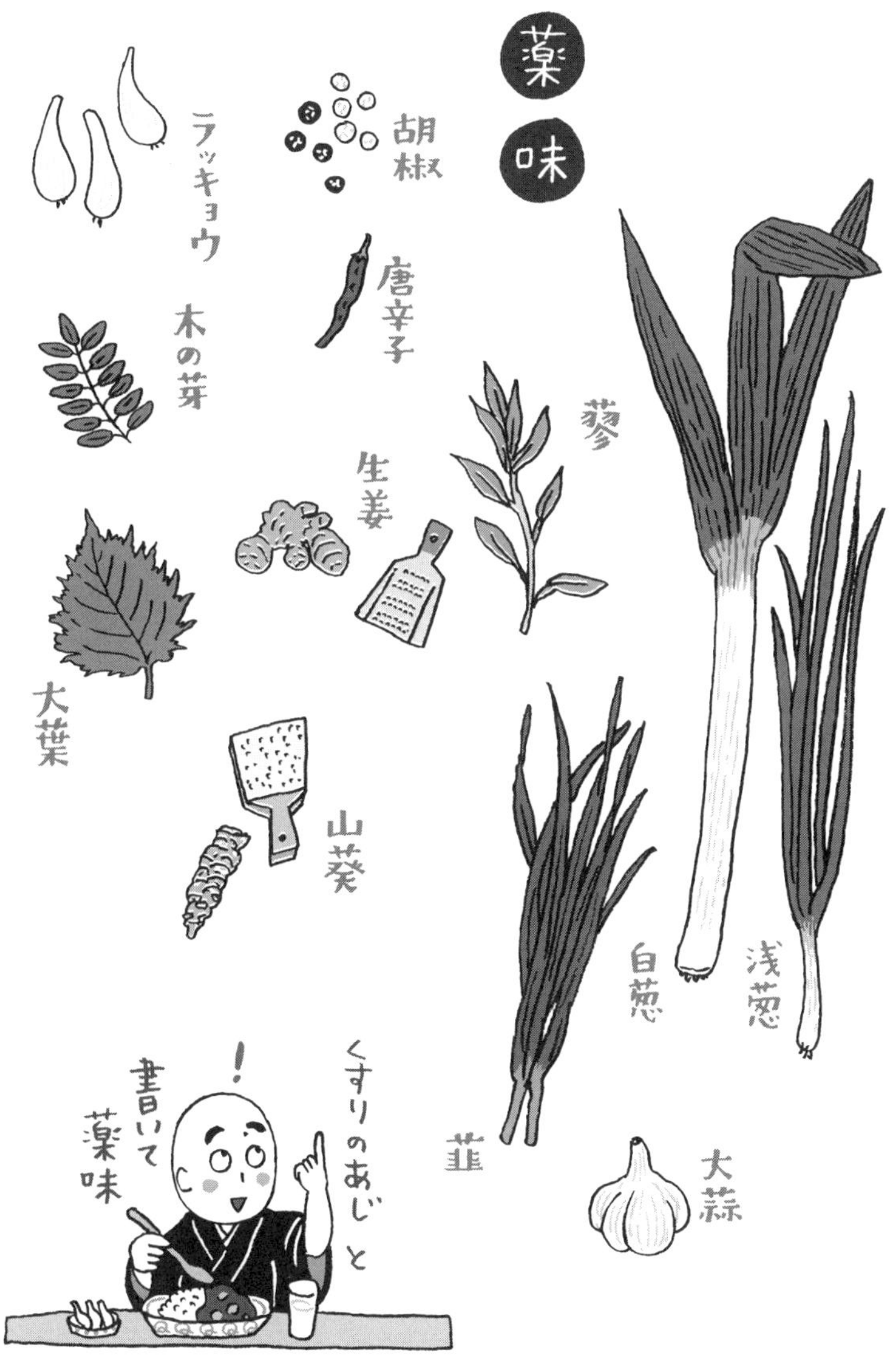
薬味
ラッキョウ
胡椒
唐辛子
木の芽
蓼
生姜
大葉
山葵
白葱
浅葱
韮
大蒜
!
くすりのあじと
書いて
薬味

ところでこうして薬味や和え物のことを書いていると、「五葷《ごくん》」という非常に不都合なものに思い当たる。五葷は仏教にも道教にもあるのだが、要するに匂いの強いものは食べてはいけない、食べたら山門から入ってはいけないと戒め、「禁葷酒入山門」（葷酒《くんしゅ》山門に入るを禁ず）などと彫った大仰な石柱を建てている寺まである。韮《にら》、葱、ラッキョウ、薑《はじかみ》、大蒜だが、これはそのまま素晴らしい薬味ではないか。

仏教はそれ自体を食べるなと云い、益軒先生はそれが無ければ本体も食べるなと云う。私はいったいどうすればいいのか、カレーのスプーンを持ったまま、ラッキョウを睨《にら》みつつ考えてしまうのである。

しかしよく考えてみると、白隠《はくいん》さんは葱が好物だったというし、だいいち道場では、畑で葱もつくっていた。そういえばたまにだが酒も飲んだわけだから、なぁんだ、葷酒などさほど氣にしてはいなかったのではないか。やはりここは偉大なる益軒先生に厳格に随《したが》うことにしよう。養生のためには、涙を呑《の》んでカツオに大蒜を添え、カレーにもラッキョウを食べなくてはなるまい。ああ、つらいけど、旨い。

薑《はじかみ》を八九月食へば……。

食べ物に関する情報が『養生訓』には覚えきれないほど書いてある。非常に印象的だった部分だけ、いくつかご紹介しよう。

まず、ほとんど手放しで褒められているのは大根である。「蘿蔔《らふ》は菜中の上品《じょうぼん》なり」というこの「蘿蔔」こそ大根のことで、あらゆる野菜のなかでも最上等だというのである。上品とは阿弥陀さまの扱う衆生《しゅじょう》の等級でも、あるいは中国の九品中正《きゅうほんちゅうせい》法でも用い、そこからやがて今の「上品ねぇ」という言葉に変化したわけだが、いずれにしても最高の褒め言葉には違いない。とにかく大根は「つねに食ふべし」というのだからベタ褒めである。

思えば修行道場での私の師匠は、毎日かかさず大根を召し上がっていた。一年を通じて大根おろしを少しだけ朝食に添え、秋から冬には毎夕風呂吹き大根か、あるいは湯豆腐鍋の和え物として大根おろしと刻みネギ、それを柚子《ゆず》醤油かレモン醤油で召し上がっていた。

もともと原産地の地中海沿岸では、乾かしてヘチマのようにタワシとして用いたらしいから、湿潤な地に適応してからの大根の運命は括目《かつもく》すべきほどの変化と云《い》える。

あたかもテレビ出演した場末の役者ほどの……、いや、べつに、大根役者などと、そんな陳腐なことを言うつもりはないが、と、とにかく大根は、煮ても蒸してもナマで食べても、これほど食べ飽きないものはない。また肉や魚と一緒に煮ても、こんなに引けをとらない野菜はないのではないか。

益軒先生によれば、「葉のこはきをさり、やはらかなる葉と根と、豆豉《みそ》にて煮熟して食ふ」というのだが、これが胃腸を整え、痰《たん》を去り、氣を巡らすらしい。おおよそ風呂吹き大根のイメージだが、葉も一緒に煮るのが違いといえば違いか。

なお生の大根のあまり辛いものは、少しだけ摂れば食滞（胃もたれ）を除くが、たくさん食べると「氣へる」と注意されている。

また胃の弱い人には、とくに大根、ニンジン、芋、ヤマイモ、ゴボウなどを、薄切

大根

胃によい食材＝毎日食べても飽きない

一年を通じて
大根おろしを
少しだけ
朝食に添えたり、

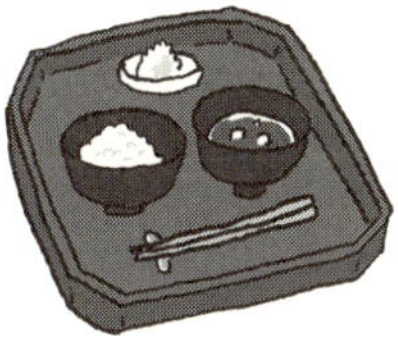

秋から冬には
毎夕
風呂吹き
大根か、

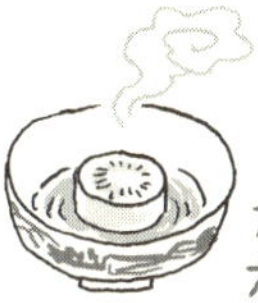

湯豆腐の和え物として
大根おろしと刻みネギ、
それを柚子醤油か
レモン醤油で。

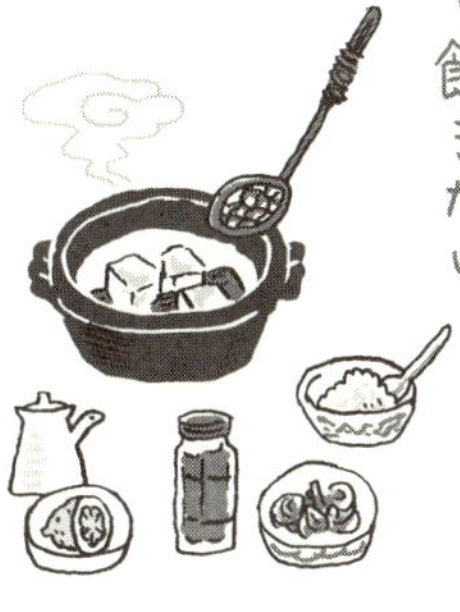

大根はあらゆる野菜のなかでも
最上等♥

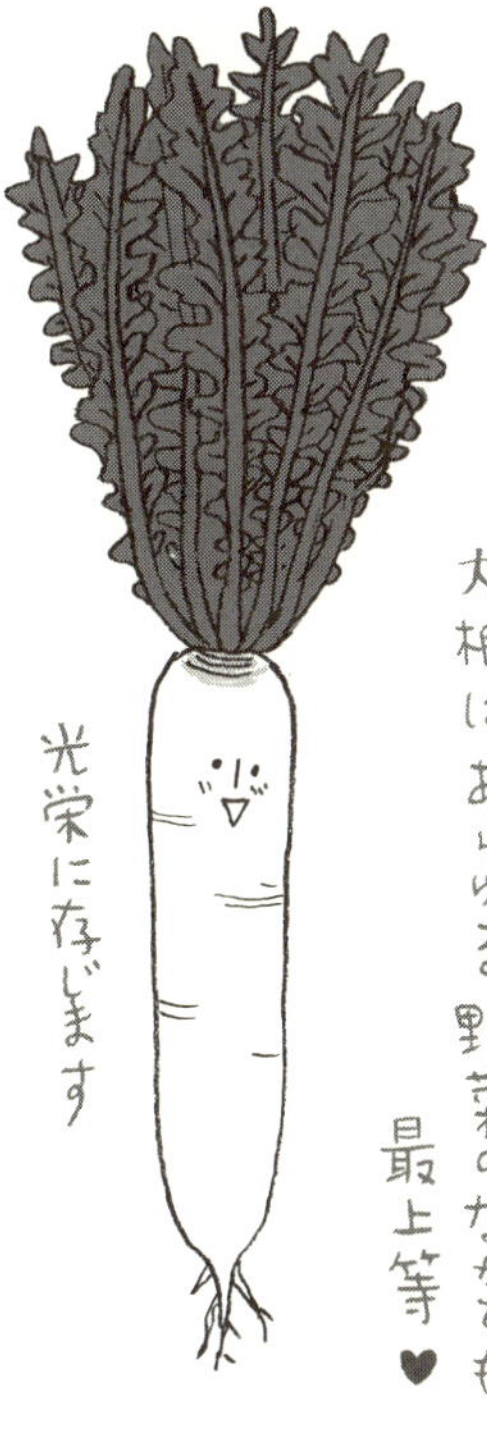

光栄に存じます

蘿蔔は
菜中の上品なり

りにして煮て食べることを勧めている。大きかったり、よく煮えていないと、「脾胃《ひい》をやぶる」というのだが、ここでの「脾」は現在の脾臓の働きが判明する以前の使い方で、消化器系と思われていたようだ。要するに、胃腸に悪いから、根菜類は薄く切ってよく煮なさいというのである。ご親切なことに、どうしても大きいままで食べたい人のために、薄味噌か薄醤油で煮てそのまま浸け置き、もう一度その汁で煮る方法も書き添えている。

鶏肉や野猪《のじし》肉も、同じ要領で小さく切ってよく煮るべきだと言うのだが、当時、肉といえば牛肉ではないから、やはりそのようなものだったのだろう。しかも益軒先生は、どんな肉でも日本人はあまりたくさん摂るべきではないとおっしゃる。「諸獣の肉、日本の人、腸胃薄弱なる故に宜《よろ》しからず。多く食ふべからず」。解剖で腸の長さなど分かってはいなかっただろうに、現在の医学と同じような結論をくだしていたのである。

そんな先生の言うことなら、すべて信じるべきなのだろうが、なかには一瞬首をかしげるような文言もある。「薑《はじかみ》を八九月食へば、来春眼《め》をうれふ」というのがそれである。

前後にはなんの説明もなく、これだけがぽつんと予言のように告げられている。八月九月といえば、冷や奴が旨い季節。私は冷や奴にはたいていおろし生姜（薑）を載せて食べていたのだが、来春、……眼を憂う、……本当だろうか。本当に眼に悪いのだとすれば、やめるべきだろうが……。いったいどういう根拠でそうなるのか、理由は一切書かれていない。

しかも食べるとすぐに悪い効果が現われるならともかく、来春というのがいかにも不気味である。まるでお墓が傾いて数年後にあなたの腎《じん》臓が悪くなった、と告げる霊能者みたいではないか。

前項では豆腐を褒めちぎったが、よく読むと、「豆腐では毒あり、氣をふさぐ」とも書かれ、だから煮えばなに大根おろしを加えて食べよ、と忠告している。私は薑を載せた冷や奴を前に、十月まで待つべきかどうか、とことん悩んでしまうのである。

諸菓、炙《あぶ》り食へば害なし

昔から、どうして豆腐が「豆が腐ったもの」と書かれ、どうして納豆が「豆を納めたもの」と書かれるのか、疑問だった。ふつうに考えれば、やはり豆を納めたものが豆腐であり、豆が腐った（ように感じる）のが納豆ではないか。

これと同じように、未だに解決しない重大な疑問がもう一つある。お菓子の「菓」に草冠がつき、果物の「果」に草冠がつかないのはなぜか、ということである。だって、果物は植物で、お菓子はすでに草ではないのだから、どう考えても逆転使用が妥当でしょう？

しかしいくら考えても堂々巡りするだけなので、もう考えないことにした。たまたま『養生訓』を読んでいたら「諸菓《しょか》、寒具《ひがし》など、炙《あぶ》り食へば害なし」と出てきたため、一瞬どちらか迷ってしまい、元来抱えていた疑問がまた頭に擡《もた》げただけなのである。

寒具とは干菓子のこと。ならば諸菓も、菓子のことかと思ったが、しかしお菓子を炙り食う、とは何事だろう。続く文章を読むと、甜瓜《あまうり》とか熟柿、乾柿や梨などの話だから、もしかすると、ここでの「菓」は菓子のことではなく、果物のことだろうか。そうだとすれば、私の重大な疑問の一つが、益軒先生によって解決したではないか。今後は、果物は「菓物」と書き、お菓子は「お果子」と書くことにしようか。

まぁその問題は、ここで結論の出せることでもないのでしばらく措《お》くとして、本題に入ろう。

要するに益軒先生は、果物や干菓子など、からだの冷える食べ物は、炙って食べることを勧めているのである。

「甜瓜は、核《さね》を去て蒸食す」。そうすれば味もいいし、胃をやぶらない。甜瓜とはメロンのことだが、皆さん種は取るでしょうが、蒸して食べます?

また「熟柿も木練《こねり》も、皮共に熱湯にてあたため食すべし」。木練りとは正式には「木練柿」で、木になったまま熟している柿のことだが、私の住む地方では「アンポ柿」などと呼ぶ。私の父はこれが大好きで、よくスプーンでにこにこしながら食べていたが、熱湯で温めたらいったいどうなるのだろう。

また「乾柿はあぶり食すべし」。これもしたことはない。しかしそのまま食べると脾胃《ひい》の弱い人には害があるので、炙るようにと先生はおっしゃるのである。

極めつきは梨である。「梨子は大寒なり」と言い、「蒸し煮て食すれば性やはらぐ」からいいが、胃が虚寒の人はそれでも食べるなと先生は忠告している。

ここに至って私は、益軒先生の徹底した小心ぶりにほとんど感動を覚えた。私の胃はたぶん虚ではなく実だが、それでももう少し、用心深くすべきではないかと自覚したのである。

今年（二〇一〇年）の夏はとりわけ暑く、近所の農家でつくっているスイカや桃がとても甘くて旨い。がつがつと食してしまったが、あれは軽挙であった。やはりスイカもじゅうぶん蒸し、桃なども炙って食べたほうがいいだろうか。

いやいやしかし、そんなことをしたらスイカや桃の風味というものがなくなってしまうではないか。よく熟したスイカを蒸したら、ほとんどじゅくじゅくになってしま

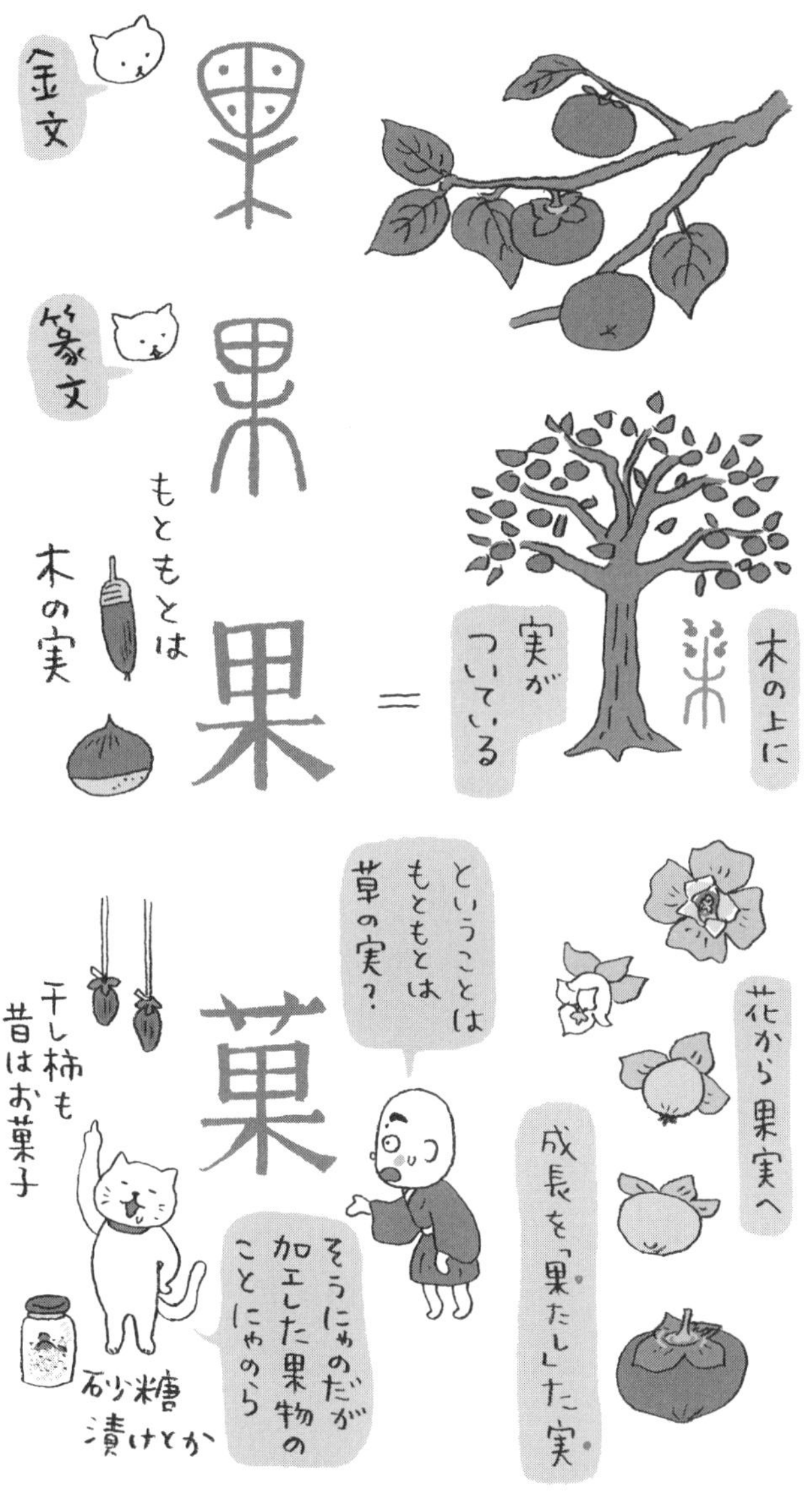
金文
篆文
果
もともとは
木の実
木の上に
実がついている
果
=
ということは
もともとは
草の実？
菓
花から果実へ
成長を「果たし」た実
干し柿も
昔はお菓子
そうにゃのだが
加工した果物の
ことにゃのら
砂糖漬けとか

うだろう。「瓜は風涼の日、及び秋月清涼の日、食すべからず」というから、それにならい、スイカや桃は暑くて蒸し蒸しする日を選んでなんとかそのまま食べることをお許しいただこう。

ところでまたしばらく『養生訓』を読み進めたら、「空腹に、生菓食ふべからず」と出てきた。ああ、生の果物のことだなぁと思ったら、続いて「つくり菓子、多く食ふべからず」とある。あれ？　ここでの生菓とは、果物ではなく、生菓子のことなのだろうか？

せっかく重大な疑問が解けたと思ったのに、またこれで元の木阿弥になってしまった。まったく紛らわしいかぎりだが、面倒だから、なんでも蒸すか炙るかして食べますか。炙った生菓子はいかが？

酒は天の美禄？

『養生訓』巻第四の「飲酒」の項は、「酒は天の美禄なり」と始まる。なんという美しい表現であろう。天からの美しい賜《たまわ》り物……そう聞いただけで喉《のど》が鳴ってしまうのは、私だけであろうか。

じつに簡潔に酒を誉《ほ》めた名文なので、そのままご紹介しておこう。

「酒は天の美禄なり。少《すこし》のめば陽氣を助け、血氣をやはらげ、食氣をめぐらし、愁《うれ》いを去り、興《きょう》を発して甚《はなは》だ人に益あり」

もう、ここまでの文章を繰り返し唱えるように読みながら飲めば、氣分も最高になること請《う》け合いである。愁いもなくなり、清々しくなって、頭の回転だってよくなった氣がしてくる。ところがしかし、残念なことに本文はそこで終わりはしない。

「多くのめば、またよく人を害する事、酒に過《すぎ》たる物なし」

なにもそこまで、とも思うのだが、さらにぞっとする表現が続く。

「水・火のたすけて、またよく人に災害あるが如し」

火や水のおかげで我々は暮らせるわけだが、それこそ火事や水害となれば手に負えない。飲みすぎた酒は、それと同様の災いをもたらすというのである。

「人の病、酒によって得るもの多し。酒を多くのんで、飯を少なく食ふ人は、命短し。かくのごとく多くのめば、天の美禄を以て、却《かえっ》て身をほろぼす也。かなしむべし」

ああ、天の美禄で始まった文章が、あっというまに「かなしみ」に辿《たど》り着いてしまった。それなら「飯も多くしてはどうか」などと抗《あらが》ってみても、確実に糖尿病になるだけだろう。やはりとにかく酒は、微酔する程度「各人によりてよき程の節」を守るべきなのである。

先日、高校の同級生から連絡があり、なにかと思ったら今病院の事務長をしていて、講演を頼みたいという。「ここは旨い酒もあるし、一泊で来てくれよ」と搦手《からめて》で誘うのである。

その週はすでに二つの講演が入っており、東京でのシンポジウムにも出ることになってしまっていた。ふつうに考えれば、受けられるはずがない話なのである。

しかし、やはり同級生のよしみ、決して酒につられたわけではなく、純粋に友情から無理に引き受けて出かけていったのである。

すると講演者は私だけでなく、お医者さんの話が先にあった。なになに？　飲酒と膵臓《すい》の関係？　いやなタイトルではあったがとにかく話を聴きだしてみると、要するに酒を分解する過程で出るアセトアルデヒドが、膵臓の細胞を壊すお話ではないか。聴いているうちにだんだん恐ろしくなってくる。しかもPC《パソコン》画面を使い、なぜか紅葉の写真なども挿入しながら、非常に印象深い話なのである。

私は同じ物質が万人に同じ効果をもたらすはずがない、物質とそれを受けとめる心との出合いが、からだに特定の作用をもたらすのだ、という話をしたのだが、どうにもさっきの話が心に響いてしまい、酒に対する思いにも影響している氣がした。

いよいよ待ちに待った会食になり、私は勢い込んで生ビールやらワインやらを頂戴したのだが、どうしてもいつになく膵臓に意識がいくのである。それも、「膵臓くん、頼んだよ」という普段の信頼と自信に満ちた関係ではなく、「おまえ、大丈夫なの？」的な、やや不安な意識がふらふらと膵臓に向かうではないか。心と物質との連帯説には絶対の自信があるだけに、自分の弱氣のせいで脾臓まで弱氣になっていくのが、ひしひしと感じられるのである。翌朝、思いきりアセトアルデヒドに悩まされたのは言うまでもない。

私はまさしく「天の美禄」が急速に「かなしみ」に変わるのを、朝食会場でおかゆだけを食べながら実感したのである。

朝日が美しく差し込むヴァイキングの会場には、すでに誰もお医者さんはいなかった。見まわしたが、同級生の事務長の姿も見えなかった。冷めかけたおかゆに柴漬けを載せて力なく啜《すす》りながら、私は自らの不徳を恥じ、益軒先生の卓見に今さらに敬服したのである。

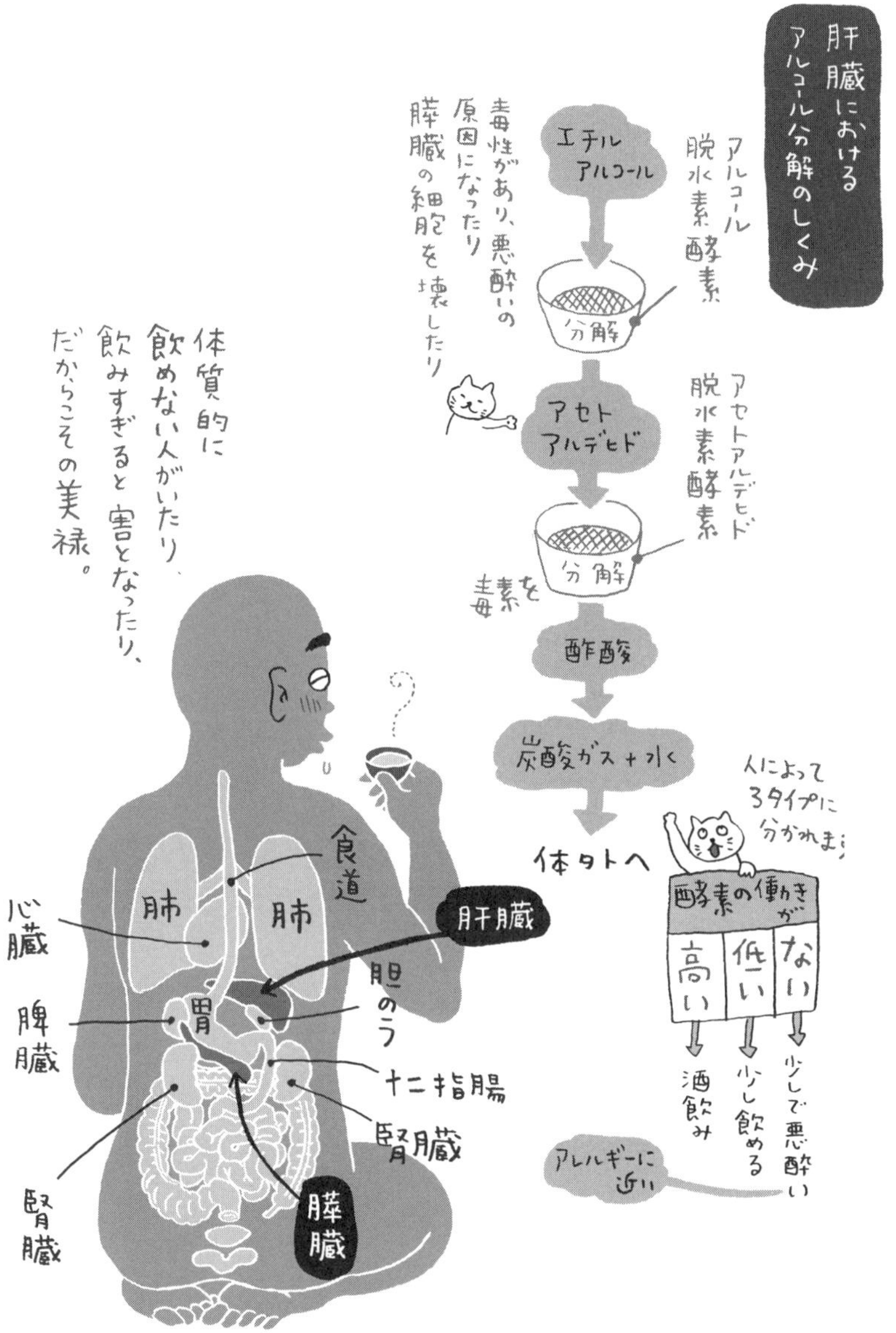

肝臓におけるアルコール分解のしくみ
エチルアルコール
アルコール脱水素酵素
分解
毒性があり、悪酔いの原因になったり膵臓の細胞を壊したり
アセトアルデヒド
アセトアルデヒド脱水素酵素
分解
毒素を
酢酸
炭酸ガス＋水
体外へ
人によって3タイプに分かれます
酵素の働きが
高い
低い
ない
酒飲み
少し飲める
少しで悪酔い
アレルギーに近い
体質的に飲めない人がいたり、飲みすぎると害となったり、だからこその美禄。
食道
肺
肺
心臓
肝臓
胆のう
脾臓
胃
十二指腸
腎臓
腎臓
膵臓

お茶とお茶漬け

お茶は禅宗の修行の場で、睡氣を覚ますために用いられ、栄西《ようさい》が苗木を持ち帰って栽培されるようになった、と、昔は教科書に書いてあった。しかし最近は、空海《くうかい》も種を持ち帰って製法を伝えたというし、最澄《さいちょう》も栽培していたらしい、と分かってきた。なるほど『日本後記』には弘仁六（八一五）年、嵯峨天皇が近江に行幸したとき、唐から帰朝した梵釈寺《ぼんしゃくじ》の僧永忠《えいちゅう》が、茶を煎じて献上したとある。最近の研究では、どうやら奈良朝からお茶は伝わっていたものの、平安時代の国風化とともにいったん廃《すた》れ、ふたたび鎌倉時代に禅宗によって再輸入されたと見ているようである。

いずれにしても栄西が将来した鎌倉時代にお茶はまだ一般的でなく、修行や戦場での睡氣覚ましのために、現在の何倍も濃い抹茶が飲まれていたらしい。

原産地は今の雲南省。そこでは茶葉を調理して食べていたようだが、やがて煎じ薬の伝統をもつ漢人が今の飲み方に近い方法を試み、四川から長江流域へ、そして空海や最澄が渡った唐代には河北まで伝わり、当時の洛陽は「喫茶店」が軒を並べる状況だったという。

この時代は茶葉を固めた団茶という代物だったようだが、宋代には抹茶が起こっておもに禅僧たちが日本に伝え、そして明代になってようやく「散茶」、つまり今の煎茶にちかい飲み方が始まる。これが江戸時代、庶民にまで広まったいわゆる「お茶」である。

むろん、そのまえには室町時代の「茶の湯」の隆盛がある。しかしお茶の歴史や文化はここでの主旨ではないので、深入りせずにこの辺でお茶を濁しておきたい。

さて、煎茶だが、益軒先生の存命だった江戸時代前半には、すでに「今の世、朝より夕まで、日々茶を飲む人多し」とされ、じゅうぶんに一般化していたようである。そのうえで、益軒先生は、「あつものも、湯茶も、多く飲むべからず」とする。多く飲めば脾胃《ひい》、つまり消化器に「湿《しつ》」を生じるし、脾胃はもともと「湿」が嫌いだというのである。

お茶は「性冷にして氣を下し、眠をさます」ため、少量飲むぶんにはいいのだが、「一時に多く飲むべからず」というのが肝要だろう。当時はまだ成分などもよく分かっていないが、先生としても、蘇東坡《そとうば》や李時珍《りじちん》が言うほど「性悪」ではないと思えるらしく、「のみ習へばやぶれなきにや」と、慣れれば問題なさそうにも感じている。

最近ではビタミンCやカフェイン、タンニンのほか、テアニンやカテキン類の効能も注目され、リラックス効果や発ガン抑制作用まで期待されている。世界の生産量も、毎年増え続けているのである。

一度にあまり多く飲まないように注意しながら、器やお菓子なども一緒に楽しみたいものである。

ところでお茶漬けは日本人ならではの食べ物だが、これはどうやら益軒先生の頃、奈良あたりで始まったものらしい。『養生訓』巻第四、飲茶の項の最後ちかくに、「大和《やまと》国中は、すべて奈良茶を、毎日食す。飯に煎茶をそそぎたる也」と珍しがって書いている。

もともと日本には、奈良時代から飯に水をかけて食べた記憶があり、平安時代にな

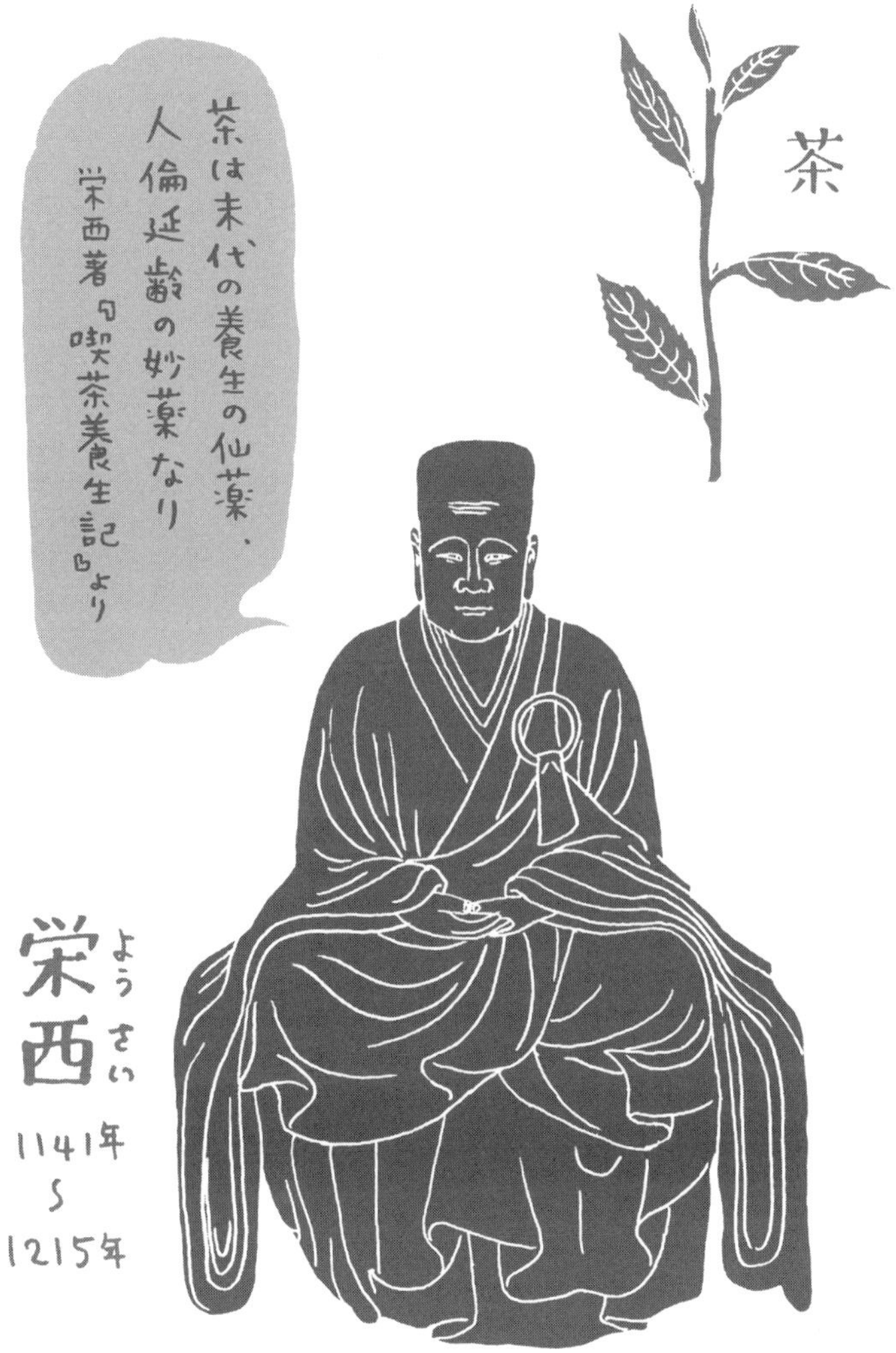
茶は末代の養生の仙薬、
人倫延齢の妙薬なり
栄西著『喫茶養生記』より
茶
栄西《ようさい》
1141年〜1215年

寿福寺蔵　鎌倉時代後期（14世紀）　明庵《みんなん》栄西坐像（木造）
参考文献：『栄西と中世博多展』福岡市博物館刊

ると『枕草子』や『源氏物語』には「湯漬け」が登場する。お櫃《ひつ》に入れたご飯は次第に冷えて乾くため、冷や飯を美味《おい》しく食べるためにも「湯漬け」は有効な食べ方だったのだろう。足利義政は昆布や椎茸で出汁《だし》をとった湯をかけて食べるのが好きだったというし、織田信長も出陣前には「湯漬け」を食べたとされる。

江戸時代、煎茶が普及してくると、お湯の代わりにお茶をかけようと思うのもごく自然な流れではなかっただろうか。

当初は商家の丁稚《でっち》などが急いで食事を済ませるために発案したともいうが、益軒先生の見聞きした奈良の茶漬けは、上に豆や栗、ムカゴなどを載せて楽しんだようである。「食を進め、むねを開く」と褒めているが、旨《うま》い佃煮や漬け物などと一緒に食べると、旨すぎて食べすぎてしまう懼《おそ》れがある。お茶漬も結構だが、満腹してから食べるのはやめたほうがいい。飲みすぎ食べすぎで体調をくずしても、誰も同情してくれないのでご注意いただきたい。

タバコの損益

平成二十二年十月、タバコが大幅に値上げになった。しかし江戸時代に比べれば、まだまだマシである。慶長四、五年頃（一六〇〇年前後）にはタバコの葉一枚が銀三匁《もんめ》だった。銀三匁といえば、享保年間でさえ大工さんの一日の日当である。今なら二万円ちかいのではないだろうか。ともあれ、南蛮渡来のこの不思議な嗜好《しこう》品の歴史を少し辿《たど》ってみよう。

元禄年間に出た『崎陽古今物語』によれば、タバコは一五六〇年前後、南蛮船によって石火矢《いしびや》や鉄砲とともに日本に伝来した。早くから九州一円に広まり、喫煙は秀吉の朝鮮出兵（文禄・慶長の役）の兵士たちにもすでに浸透しており、朝鮮半島に喫煙が伝わったのはこのときだとも云《い》われる（加茂儀一著『タバコの文化史』弘文堂刊）。また出兵した兵士たちが故郷に帰る際に、一氣に全国に広まったようだ。

これは三十年戦争（一六一八〜一六四八年）によってヨーロッパに広く喫煙が伝播《でんぱ》したことにも通じる。当時タバコには、リラックス効果だけでなく、医療効果もかなり期待されていたのである。

アメリカ大陸から初めてタバコを招来したスペインでは、マラリアや腫脹《しゅちょう》や風邪の治療薬とみなされ、フランスでは王女カザリンが頭痛薬として用いたため、「王妃の薬草」「カザリンの薬草」と呼ばれた。

やがてルイ十三世（在位一六一〇〜四三年）が煙を鼻や口から出すなど紳士にあるまじき振る舞いだと排斥したことから、上流階級には煙の出ない嗅煙草《かぎたばこ》がむしろ広まるのだが、これがイングランドに伝わり、ちょうど一六六五年に流行した疫病に対し、防疫効果があるとされて大流行する。

中国にタバコが入ったのは日本よりも遅いのだが、明《みん》の万暦帝《ばんれきてい》（在位一五七二〜一六二〇年）の晩年に明軍が雲南省《うんなん》に攻め入った際、タバコを吸った部隊だけがマラリアに罹《かか》らなかったことが分かり、まずは雲南一帯に、やがて福建《ふっけん》、浙江《せっこう》、江蘇《こうそ》へと喫煙が広まる。

こうした世界的な流れに比べれば、日本ではさほど薬効が喧伝《けんでん》されたわけでもないが、慶長年間にはすでに喫煙習慣が一般化している。

長崎から始まった栽培はやがて近畿地方に広まり、山城国《やましろのくに》・花山《かざん》の「花山多葉粉《たばこ》」、大和国《やまとのくに》・芳野《よしの》の「芳野煙草」、丹波国《たんばのくに》の「丹波粉《たばこ》」などが銘柄として有名になり、諸国の栽培が広まっていくのである。

むろん煙草を嫌う人も昔からいて、なんと慶長十四（一六〇九）年にはすでに幕府が初めての禁令を出している。当時は遊女だけでなく商家の娘や子どもまでタバコをふかしはじめ、客の接客に用い、またキセルやその容器に贅をこらしたらしく、無用な金を浪費するというほかに、身体に悪いこと、火の不始末による火災などを理由に禁じている。

翌年、徳川家康がいた駿河城の台所がタバコの残り火から火事になり、幕府はふたたび禁令を出す。さらに慶長十七（一六一二）年にはキリシタン禁教と一緒に三度目の禁令を出したが、一向に効果はあがらず、たくましい江戸時代の庶民にとうとう幕府もお手上げになる。元禄以降には国内の津々浦々まで喫煙は蔓延し、むしろ幕府の

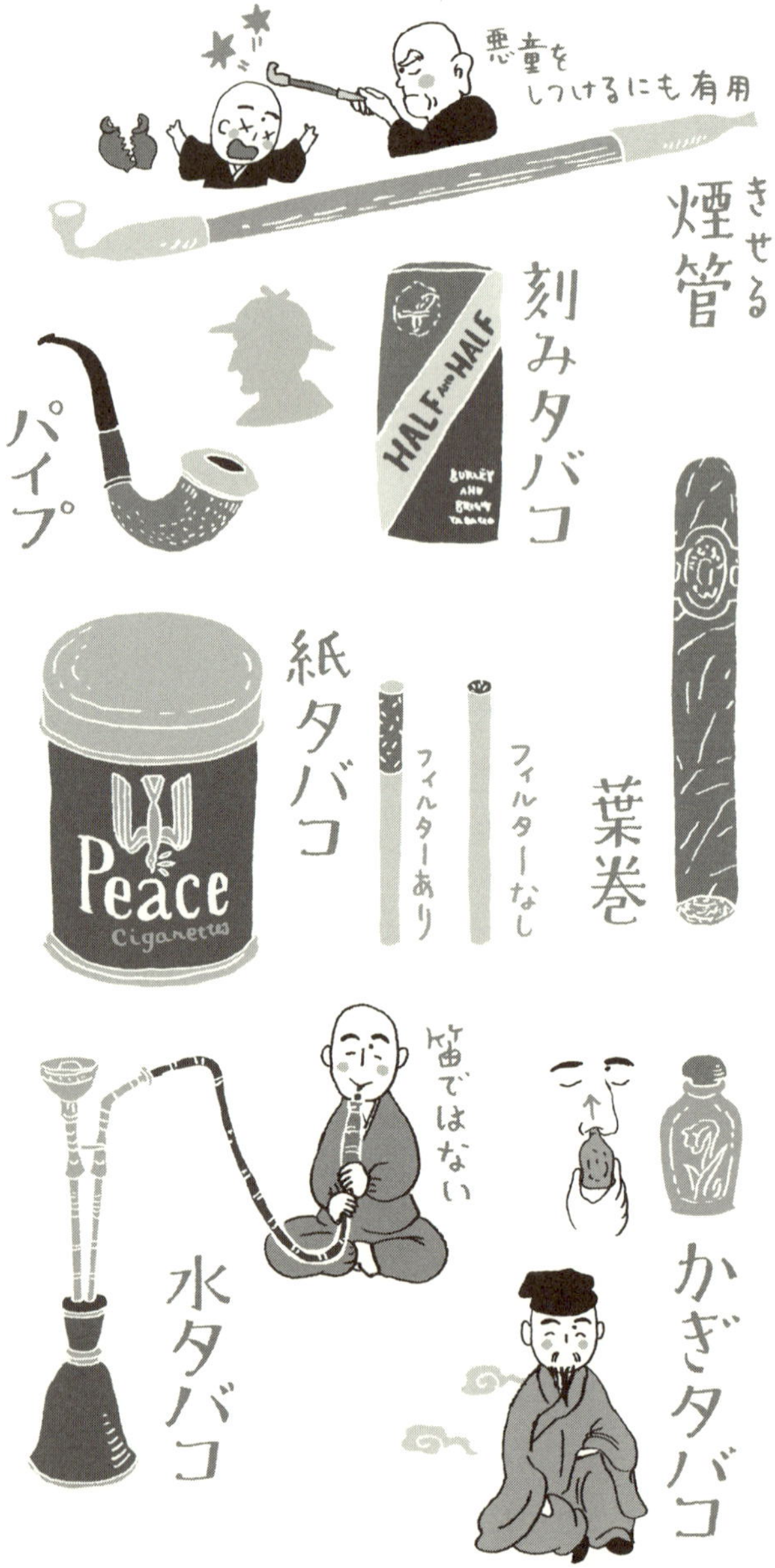
悪童をしつけるにも有用
煙管《きせる》
刻みタバコ
HALF AND HALF
BURLEY AND BRIGHT TOBACCO
パイプ
葉巻
紙タバコ
Peace
Cigarettes
フィルターあり
フィルターなし
笛ではない
水タバコ
かぎタバコ

権力に屈しない民主の狼煙《のろし》のごとく一同ぷかぷかと煙を上げたのである。浮世絵や紙芝居などが喫煙をもてはやしたのもおおいに効果的だった。

とにかくタバコは、ことほど左様に大騒ぎされてきた。明の毅宗《きそう》（在位一六二八～四三）が出した禁令はなんと違反者は斬首の刑という厳しいものだったが、兵士たちが風邪予防のための使用をやめず、とうとう毅宗の晩年には子どもたちまで吸うようになっていたという。

死刑まで設定して禁じてもなくならなかったタバコだが、益軒先生はというと、「少は益ありといへ共《ども》、損多し」と素っ氣ない。

当時、益とされたのはおそらく「鬱《うつ》を開く」効果だが、それよりも火災の危険や出費の多さ、習い性になる難点などを重く見ている。

まぁしかし、アメリカの製薬会社ではタバコからニコチンだけを分離して心筋梗塞の特効薬を開発中だし、今後も評価はどう変わるか分からない。一服して待つしかあるまい。「三べんまわって煙草にしょ」という江戸いろは歌留多が完成したのは元禄時代、益軒先生晩年のことだった。

房事《ぼうじ》のこと

房事と云《い》って、どれくらいの人が意味をご存じなものだろうか？　閨房《けいぼう》と聞けば多少分かる人も増えるだろう。要するに今回は、男女の交際についての話である。

お釈迦さまには、ラーフラという名前の子どももいたわけだし、交接したことは間違いないのだが、教団ができてからの戒律では徹底してこれを禁じている。いったいどうしたことかと驚くくらいの厳しさで、異性との交接どころか、手を握ることもふつうの会話も、いや、椅子に並んで坐ることや、路地ですれ違うことまで禁じたのである。

しかし漢方的には、それは大切な「精氣《せいき》」のなせるいのちの自然な欲求なのだから、やり方にいろいろ制限はつけるものの、するなとは云わない。

どのような制限があるのかというと、しかしこれが凄《すご》い。試みに、してはいけない場合を列挙してみよう。日食、月食、雷や台風のとき、また大暑や大寒もいけない。地震もそうで、まさか揺れだした途端に服を脱ぐ人もいないだろうが、虹が立ったときもダメ。虹を見て「あら、感じちゃった」などという不埒《ふらち》なことでは、養生はできないのである。

ほかに、日・月・星の下もダメ。祠《ほこら》や位牌《いはい》の前もダメ。聖賢の像の前もダメ。それならどこですればいいのかと「うれひ」顔で場所さがしなどしていると、益軒先生は「忿《いかり》、悲《かなしみ》、うれひ、驚きたる時」もしてはいけないとおっしゃる。

さらに空腹でも満腹でもダメ、大酔のときもダメ、仕事疲れ、歩き疲れたときもダメなのだ。交接に際しては、どうやら万全のコンディションと選ばれたとき、そしてふさわしい場所が必要らしい。

冬至の前五日と後十日もいけないらしいが、原理は見当がつく。要するに、氣の動きが最も停滞するその時期には精氣を無駄に泄《もら》さず、静養しなくてはならないと云うのである。

とにかく養生が大事、だからこそ「精氣」を保ち育むことがなにより優先される。

当然、精氣が生産途中の二十歳前に房事をしすぎると、一生の根本が弱くなる。その後も年齢や精氣の強さに応じて「慎み」つつ、精氣を泄さないように行なわなくてはならない。

聞いたことがあるかもしれないが、とくに四十歳以上の人には、「交接のみしばしばにして、精氣をば泄すべからず」という方法、つまりよく知られた「接して泄さず」が一番いいのだという。

しかしどうも益軒先生の書物を読んでいると、この「接して」までの苦労がまったく問題にされていない。普通はそこまでにかなり苦労するから、とうとう交接となれば、思わず「泄」してしまうのではないか。

四十歳以上でも「猶《なお》血氣甚《はなは》だ衰へざれば、情慾《よく》をたつ事は忍びがたかるべし。忍べば却《かえ》って害あり」とも云うのだが、害があると云われても、いったいどうすればいいのか、それが問題である。

ああ、お釈迦さまの禁欲主義にも、益軒先生の冷徹な養生主義にも従《つ》いていけないのは、おそらく私だけではあるまい。

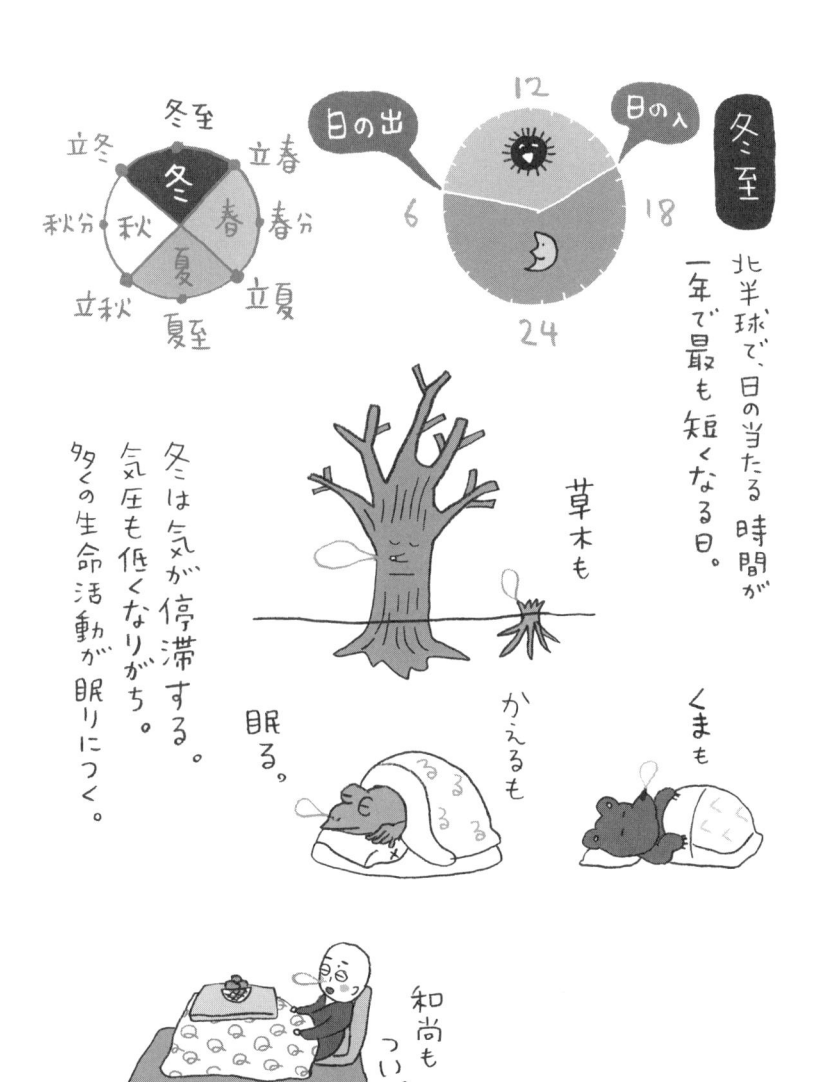

冬至

北半球で、日の当たる時間が一年で最も短くなる日。

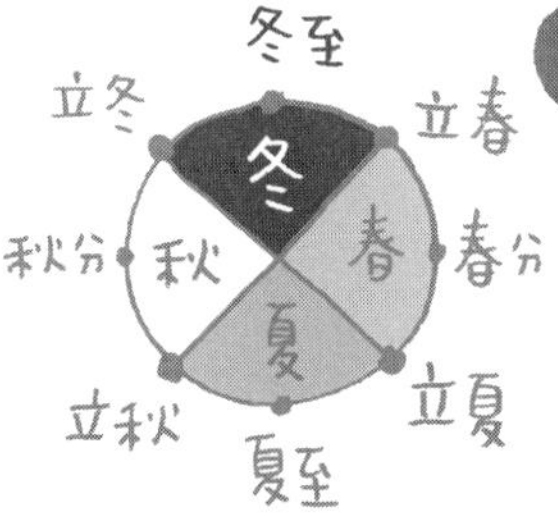

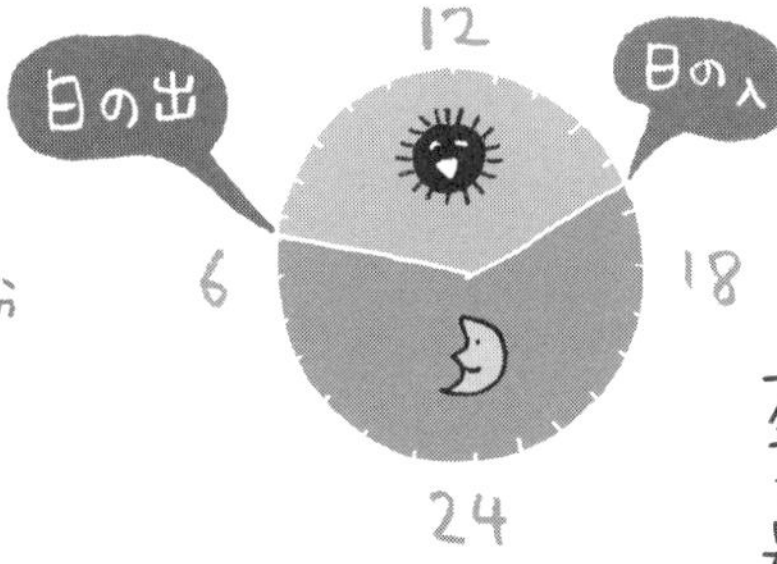

冬は気が停滞する。気圧も低くなりがち。多くの生命活動が眠りにつく。

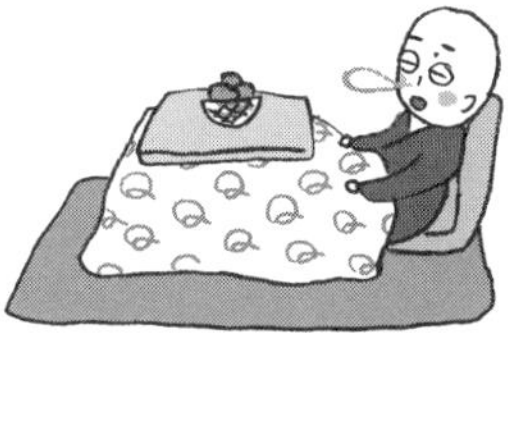

ところで精氣の籠《こ》もった液体は、血液の変質したものだから、昔は「腎」でつくられると考えていたらしい。だからそのポテンシャルが下がるのを「腎虚《じんきょ》」と呼び、消化器系の「脾《ひ》」とともに、「腎」はいのちの根源と考えられていたのである。

それにしても、房事についての見解は、時代によっても場所によっても誠に違う。なにが正しいのかと考えてはみるが、そのうちどれも不自然に思えてくる。禁欲主義の不自然に対しては、『理趣経《りしゅきょう》』のような快楽肯定思想や、親鸞《しんらん》のように欺瞞《ぎまん》を打つ考え方まで出てくる。

それが人間にも具《そな》わった自然である以上、「忍べば害あり」じゃないけれど、「禁ずれば籠もる」類のエネルギーではないか。忍びすぎれば腫《は》れものができると益軒先生はおっしゃるが、しかしお釈迦さまにそんな腫れ物があった形跡はないではないか。

いずれにしても、房事のことは、そう簡単には割りきれない。お釈迦さまを裏切るたびに、益軒先生に味方してはいただくのだが、それほどクールには考えられない未熟な私なのである。誠に房事は困ったもの。養生の道は遠い。

理想の居室

身心の養生にとって、常に過ごす部屋の様子は重要である。

益軒先生によれば、居室は「南に向ひ、戸に近く、明《あきらか》なるべし」とされるが、これは「陰鬱《いんうつ》にしてくらき処《ところ》」では氣《き》がふさぐからである。どうやらここには風水の影響も感じられる。『論語』雍也《ようや》篇の「君子南面す」は、元は墓地のつくり方の基準であったわけだが、やがて仏壇の向きや、家、窓、着座する向きにまで援用されていく。

南向きで戸に近く、明るく、とはいっても、明るすぎるのはこれまたイケナイ。「かがやき過ぎたる陽明の処も、つねに居ては精神をうばふ」という。精神とは、眼《め》に見えないものへの感受性、直観力と言い換えてもいいかもしれない。それが奪われる状態というのは、きっと呆然《ぼう》としてしまうのだろう。

暗すぎれば氣がふさぎ、明るすぎれば呆然とする。どちらも過ぎてはよくないから、あくまでも南向きの部屋で、簾《すだれ》で調節せよと先生はおっしゃる。そして、「陰陽の中《ちゅう》にかなひ、明暗相半《なかば》す」るのが理想だというのである。

一人で過ごすのが部屋居の基本だから、坐すべきときは正坐するが、くつろぐときは安坐、または床几《しょうぎ》に腰掛けよという。膝《ひざ》を折り曲げているより、そのほうが氣の巡りがいいし、中国人（中夏の人）は常にそうしていると、益軒先生はわざわざ付け加えている。

なるほど中国人と日本人は、同じ漢字文化圏でありながら生活も性格もずいぶん違う。むろん歴史やＤＮＡの違いも大きいのだろうが、なによりの違いは「正坐するかどうか」「蒲団《ふとん》を畳む習慣があるかどうか」ではないだろうか。

中国では北宋の時代に椅子とベッドの生活になったため、ついに正坐という坐法を生みだすことなく、また布団を押し入れから出し入れするという面倒な繰り返しもすることなく、現在に至っている。

正坐せず、蒲団をしまわないことが、それほど大きな違いかと思われるかもしれないが、坐り方は食べ方に直結しているし、蒲団とベッドでは空間の使い方もまったく違ってくる。大まかにいえば、中国よりも日本のほうが、隅々まで社会性が求められているのかもしれない。

蒲団を畳み、押し入れにしまったあとの部屋には客だって通すわけだし、正坐はいつ誰に見られても慎みを感じさせる待機型の姿勢である。

要するに益軒先生は、基本的にそのような社会性は望ましいとしつつも、独りで部屋に居るときくらいは、もう少しくつろいでは如何《いかが》かと、そうおっしゃるのである。

そこで用いる器なども、他人に見せるためのものではない。「かぎりなく質朴《しつぼく》にして、けがれなく、いさぎよかるべし」という。ここで「潔し」というのは、清潔なこと。質朴で清潔で、心地よく実用に適《かな》えばいい。くれぐれも華美に走らないようにと戒《いまし》める。そうして部屋ぜんたいとしては、「安らぎ」こそを目指すべきだとおっしゃるのである（「身をおくに、安からしむべし」）。

部屋に入ると暗すぎず明るすぎず、そこには質朴な調度品などが置かれ、床几などに坐るとゆったりくつろぎ、心が落ち着いてくる。むろん、雷でも鳴ればすぐさま正坐するのだろうが、ふだんはそうして氣を巡らせつつ安らかに過ごすことを勧めてい居室は、「南に向ひ、戸に近く、明なるべし」

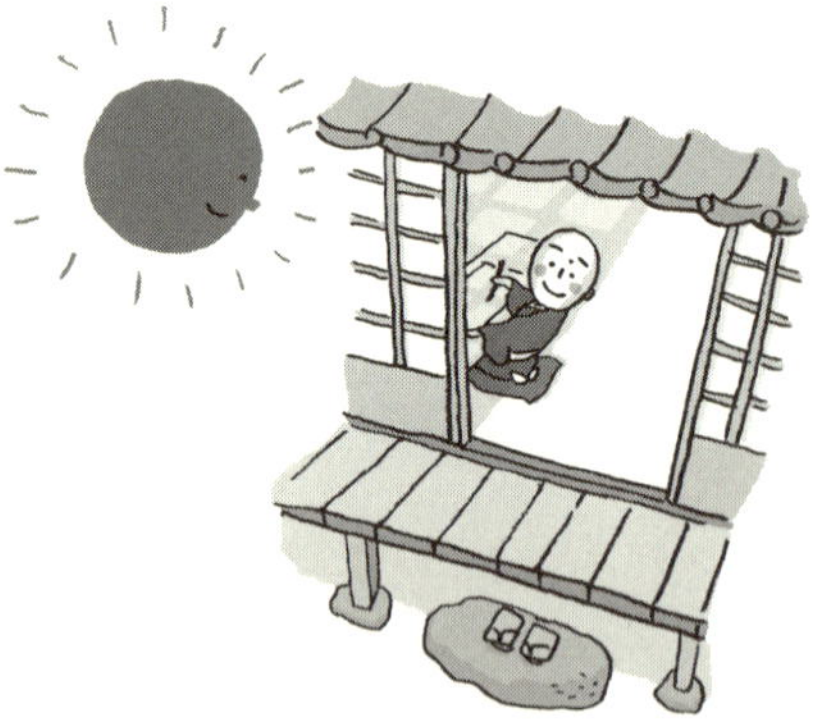

かがやき過ぎたる陽明の処も、つねに居ては精神をうばふ

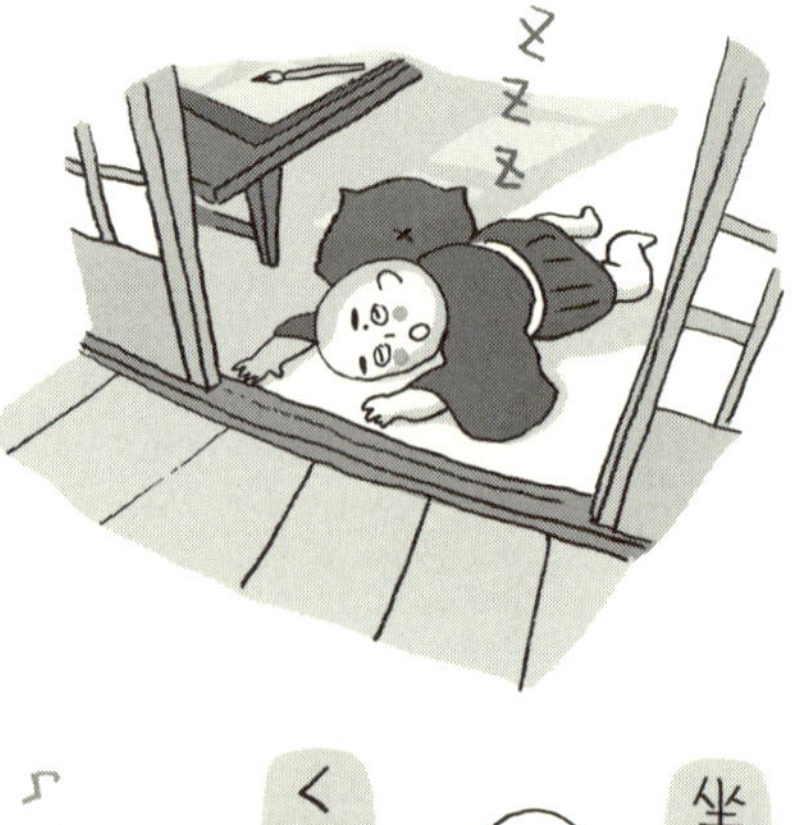

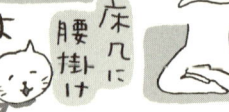

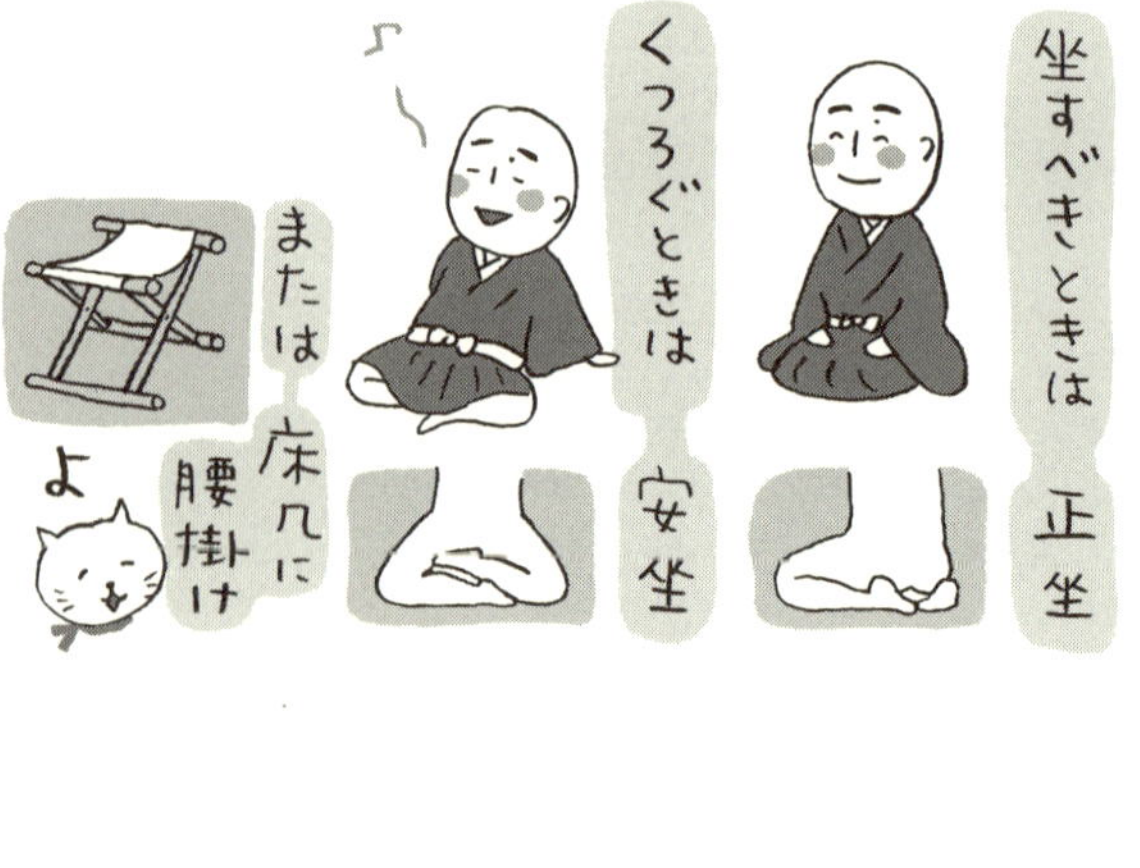

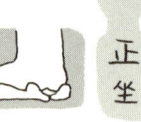

る。

ただし益軒先生は、「隙間《すき》」を神経質なほど嫌う。「少《すこし》もすき間あらば、ふさぐべし」「すき間の風と、ふき通す風は、人のはだえに通りやすくして、病おこる」とおっしゃる。夏ならそのくらい、かまわないのではないか、とも思うが、どうもそういうことではないらしい。「おそるべし。夜臥《ふ》して、耳辺に風の来る穴あらば、ふさぐべし」。

なんだか益軒先生は、まるで怯えるようにそうおっしゃるのである。

たしかに隙間風の音や冷氣は、氣にしはじめるとよけいに氣になる類のものかもしれない。

しかし話は江戸時代のこと。密閉しているといっても今みたいに強制換氣するような環境ではない。障子と襖《ふすま》、あるいは夜でも雨戸の外は奔放《ほんぽう》に動く大氣なのである。隙間はふさいでも、じゅうぶんに氣の巡りがいい状態であることは、忘れてはなるまい。

眠る姿勢と夢の関係

以前、「短く深い、上質なねぶり」や「重くなった睡眠法」、また「昼寝の功罪」などで、睡眠についてはいろいろ書いた。基本的に睡眠は長すぎると氣《き》血が滞るから、短く深く上質な眠りを心がけるべきであり、昼寝はあまりお勧めできない、という話だったと思う。

おおむねそれでちゃんと眠れるはずなのだが、いろいろ氣になる人もいるかと思うので、補っておきたい。

まず部屋の電気だが、これは消していただきたい。どうしても真っ暗だと眠れないという方は、豆球は点《つ》けておいてもいいが、弱くしたうえで、直接光が目に入らないように、なにかで隠せと益軒先生はおっしゃっている。

むろん当時はエジソン以前、電球ではなく行燈《あんどん》なのだろうが、点けたままだと「魂《こん》魄《ぱく》定まらず」と、非常に恐ろしいことをおっしゃっている。魂魄が然《しか》るべきところに定まらないと、いったいどうなるのか、定かではないが、なんだかよくないことが起こりそうな氣はする。

寝る姿勢についても、先生はじつに細かい。寝入るまでは仰《あお》向《む》けに臥《ふ》して待機し、いざ寝入ろうというときには横向きになり、両脚を屈《かが》め、脇を下にして寝るように、というのである。

「是《これ》を獅《し》子《し》眠《みん》と云《いう》」なんて先生は誇らしげに書いているが、なんのことはない、猫と同じ姿勢である。

寝るときの姿勢については、ヨーガその他の体系でもおおむね仰臥《ぎょうが》を勧めることが多い氣がする。正直申し上げると、私もこれまでは仰臥を常とし、両脚を三十度ほど開いて両手をその外側に置いて眠っていた。この掌を上に向けるか下に向けるかで悩んだことはあるが、仰向け以外の姿勢を検討したことはなかったのである。

なるほど、腰を痛めたときなどは、獅子眠はとても有効である。益軒先生も腰への配慮からそんな姿勢を勧めるのか……。そう思って読み進んでみたが、どうもそうではないらしい。

仰向けに寝ると、「おそはれやすし」とおっしゃるのである。この「おそはれる」という言葉が、眠りに関する文面に何度か出てくる。どうやら仰向きで胸に手を置いて寝ると、最も「おそはれる」率が高いようなのだが、いったいなにに「襲われる」のか。

ふいにさっきの「魂魄定まらず」という言葉が浮かぶ。定まらぬ魂魄が暗闇を漂い、襲うのではないか……。

そうすると、たぶん人は、「悪夢」を見る。おとなしく云えば、これはきっと「悪夢に襲われる」ということなのである。

夢は現在では、一日のあいだに見聞きした体験が、海馬に記憶される過程で生ずる残像のようなものとされるが、益軒先生の頃には、外から入り込んだ「漂える魂魄（霊）」が妙な夢を見させると考えていたようだ。

手が胸にいくととくに襲われやすいと、先生はおっしゃる。だから両手の親指は四本の指で握り込んで寝なさい、習慣化すれば無意識に手も握ったままになり、胸の上

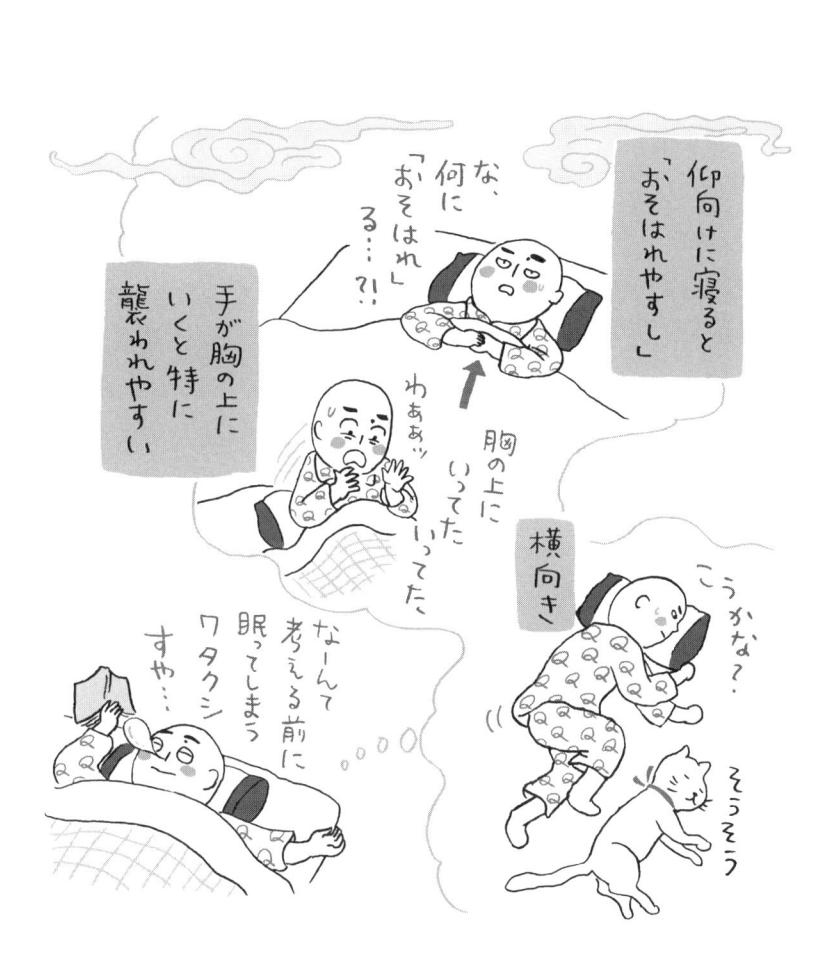

仰向けに寝ると「おそはれやすし」
な、何に「おそはれ」る…?!
手が胸の上にいくと特に襲われやすい
わあぁッ
胸の上にいってた
いってた
横向き
こうかな?
そうそう
なーんて考える前に眠ってしまうワタクシ
すや…

にはいかなくなるというのだが……。

本当に胸の上に手を置いて寝ると悪夢に襲われるのだろうか。逆らうようだが、私はじつは仰向けで両手を胸に組んで眠ることが多いにもかかわらず、悪夢は見ない。

正直に申し上げれば、私も以前は悪夢ばかりか金縛りにも遭《あ》っていたのだが、修行道場に行ってからパタリとそれがなくなった。入門以前と以後を比べると、両手の位置はむしろ入門後のほうが胸の上に置くようになったのだが、道場に行ってからは悪夢どころかふつうの夢もほとんど見なくなった。

おそらく、悪夢を見る理由はほかにあるのではないか……。

いずれにせよ、眠っているうちに死ぬこともありうるわけで、私はどちらかと云《い》えば、両手は開いたままで死にたい。どこに置くかは今後じっくり検討するとして、とりあえずはこれまでどおり、両手も含めた全身を、脱力して眠りたいのである。

放射能と「光ガード瞑想法」

今回は、東日本大震災とその後の原発危機の渦中から、こういう場合の養生法について考えてみたい。

二〇一一年三月十一日午後二時四十六分、私はまさに驚天動地の事態に遭遇した。たまたま私は知り合いのプレハブ住宅にいて、思わず外に飛び出した。道路に停めてある車が一部はぶつかりながら道ごと家ごと揺れている。しかもそれが長いのである。眼《め》のなかでブレる景色は、まるで網膜剥離《はく》もかくや、と思わせるほどだった。

その後、ラジオ放送で当地が震度五強から六弱だったことを知ったが、寺に戻ってテレビを点《つ》けると、各局とも大津波への警戒を告げていた。それからの被災地は皆さまご存じのとおり。というより、今もなお確認される死者は増え続け、ご遺体の確認もままならず、膨大な行方不明者に天を仰いでいるのである。

この巨大な天災だけでも史上稀《まれ》なほどの被害だったわけだが、その後メディアは新たな危機の到来を告げる。

うちのお寺から四十五キロほど東にある福島第一原子力発電所で、津波によって電氣回路が損壊したらしい。冷却機能がうまくはたらかず、とうとう十二日には一号機の建屋で水素爆発。翌日の新聞には「炉心溶融」という言葉が使われ、十四日には三号機まで水素爆発を起こす。そして燃料が完全に冷却水面から露出していた二号機で、十五日の早朝には爆発音が上がるのである。

早速、原発から半径二十キロ圏内が避難地区に指定され、その外側の三十キロ以内の地区は「屋内退避圏」ということになる。

しかし考えてみていただきたい。「屋内退避圏」では運送業なども屋内退避してしまい、避難地区に住んでいる運転手は避難してしまっている。つまり物流は立ちゆかない、他地域からも当然入りたがらない状況で、いったい屋内にいつまで籠《ろう》城していられるだろう。

そうした物流の滞りはもちろんその外側エリアにも発生している。四十五キロ離れた私の町さえ、津波や原発の避難民七百人（二〇一一年三月二十六日現在）を抱えたまま、ガソリンも手に入らず、病院の暖房まで切れかかっているのである。

しかしお上が逃げよと言わないのだからと残っている人々は多い。檀家さんのお年寄りたちなど放射能なんかモノともせず、お彼岸だからとお墓参りに来たりするのである。「和尚さん、そんなに神経質になっても仕方ねぇよ」。なるほど。一理ある。

いずれにしても、私は寺や檀家さんと命運をともにする覚悟をした。幸いこの町は水も汚染されていないし電氣も通じている。なるべく外に出ないようにしながら、粛々《しゅくしゅく》と自分の務めをこなしていくしかない。

思えば放射能とは、幽霊のようなものである。本来、色も匂いも形もなく、認識さえしなければ恐ろしくもない。逃げまわって何年長生きするつもりなのか、考えれば自ずと結論は出る。おお、今こそ「養生」の成果を発揮するときではないか。

一応、入ってしまった放射性物質の排出を促すため、味噌を積極的に摂取する。また氣休めではあっても、昆布、海苔はよく食べる。そして放射線医学総合研究所から出ている「ビールの効用」も大事である。平成十七年に書かれた論文だが、それによればビールを飲むことで放射線防護効果は最大三四パーセントにもなる。ビールのどんな成分が効くのかは不明だが、単なるアルコールや日本酒、ワインではダメなのである。

もう一つ、究極の放射能防御法を伝授しよう。鳩尾《みぞおち》に輝く太陽があると思い、その光が全身の細胞をちょうど「卵かけご飯」のように金色に包んでいくイメージを、繰り返し想い描く。これを私は「光ガード瞑想《めいそう》法」と呼んでいる。

むろん、安全な土地に移るのが可能なら移ればいいが、そうできない人には是非お勧めしたい。ただビールを飲んで氣が大きくなり、さらに「光ガード瞑想法」で「後背つき」の氣分になり、どうれ外に出て確かめようなんてくれぐれも考えないよう、お願いしたい。

これが効くかどうかは今後の私の健康や寿命次第だが、少なくとも人が死ぬのは幽霊や病氣のせいではなく、天命のせいだと私は信じている。

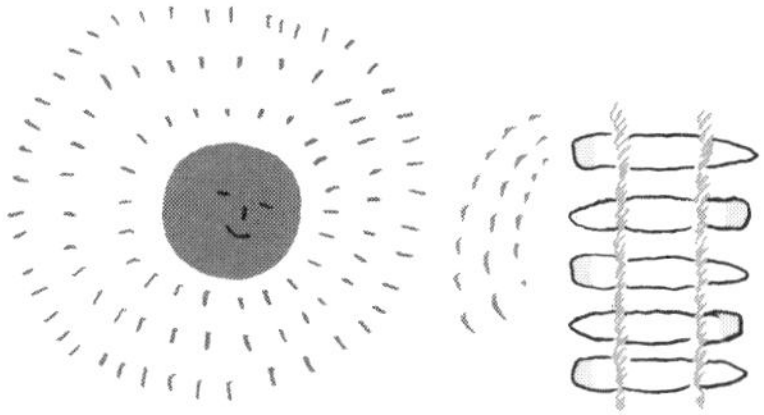

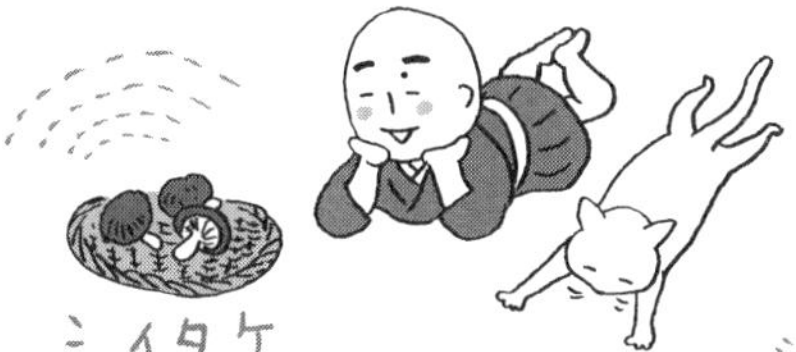
シイタケ

光はいろいろなものをつくりだす。

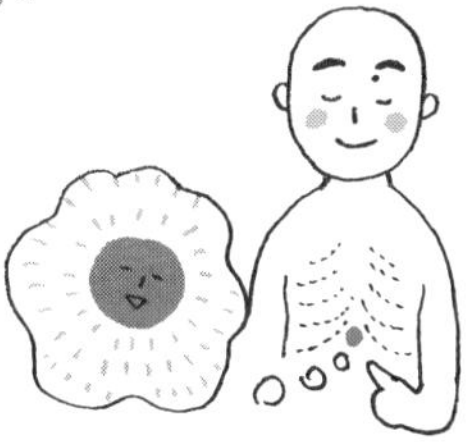

鳩尾《みぞおち》に輝く太陽があると思い、

その光が全身の細胞をちょうど「卵かけご飯」のように金色に包んでいくイメージを

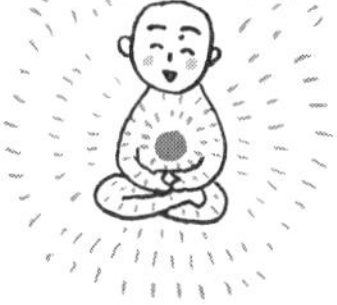

繰り返し思い描く。

細胞ひとつひとつがやさしく守られていく

是、即ち「光ガード瞑想法」なり。

放射線と怒りの効果

最近は、日本人全体が放射能に対して敏感になっている。

寺田寅彦《てらだとらひこ》は放射能のことばかりでなく、正しく怖がることが最も難しいと言ったが、今回もまた益軒先生は置き去りにして正しく放射能を怖がる努力をしてみたい。

まず、言葉の問題だが、簡単に云えば、粒子やエネルギーが飛んでいる状態をradiationといい、これが放射線と訳された。そういう能力をもった物質が放射性物質、その能力じたいを放射能と呼んだ。

なにが怖いかというと、放射線が人体に当たることで、それまで安定していた水分子が、電離によってイオン化したりフリーラジカルになったりする。フリーラジカルとは耳慣れないかもしれないが、いわゆる活性酸素のことである。活性酸素はさまざまな悪さをするが、もっとも氣にすべきなのは、ＤＮＡの二重螺旋《らせん》を切ったり傷つけたり、また不当に繋《つな》げてしまったりすることである。

二重螺旋は、片方が切れただけなら復元できる。しかし両方が切れたり繋がったりしてしまうと同じ内容を複製することができなくなる。つまり奇形の細胞ができて、ガン化することもありうるのだ。

しかしこの活性酸素、我々の呼吸によって常に生みだされていることも忘れてはならない。細胞は、採り入れた酸素でブドウ糖を酸化してエネルギーを得るわけだが、このときには大量の活性酸素が生みだされており、これは自然放射線によって生みだされる活性酸素など、比べようがないくらいに大量なのである。

また我々は、腹を立てると脳内にノル・アドレナリンという毒分の強いホルモンを発生させる。コブラの毒の七、八倍とも云われるこのホルモンも大量に活性酸素を発生させる。

受ける放射線が多少増えるよりも、怒りは間違いなく大量のＤＮＡを傷つけているのである。

通常、我々が普通に暮らしていて浴びる放射線量の世界平均は、年間二・四ミリシーベルトだとされる。最も多いのは呼吸で吸入するラドンからのもので、次は地面から放たれるものだ。地球上には、インドのケララ州やブラジルの大西洋沿岸のガラパリ、イランのラムサールなど、地面からの放射線量が格段に多い地域がある。ガラパリなどは通常値の十倍もあるとされるが、健康上の問題はなにも起こっていない。それどころか、やはり放射線量の多いことで知られる中国の広東《かんとん》省陽江《ようこう》県での調査によると、放射線量の少ない地域に比べ、むしろガン死亡率は低いというのである（一九八〇年、アメリカの『サイエンス』に発表された）。

どうも、地球という惑星の性質上、放射線というのは、少ないほどいいというものではないのではないか。塩も薬もそうだが、大量に摂取すれば死んでしまうが、適量なら健康を保つ。放射線も、もしかするとそうではないか、と考えたのが、アメリカ、コロンビア州ミリーズ大学のT・D・ラッキー先生であった。のちに「放射線ホルミシス」と呼ばれるこの考え方の例証を、ごく簡単に云えば次のようなことだ。

ゾウリムシをまったく放射線のない状態で育てると、繁殖率も五分の三に減り、世代交代時間も長くなってしまった。ウサギの皮膚《ふ》を切開し、治療環境を比べると、微

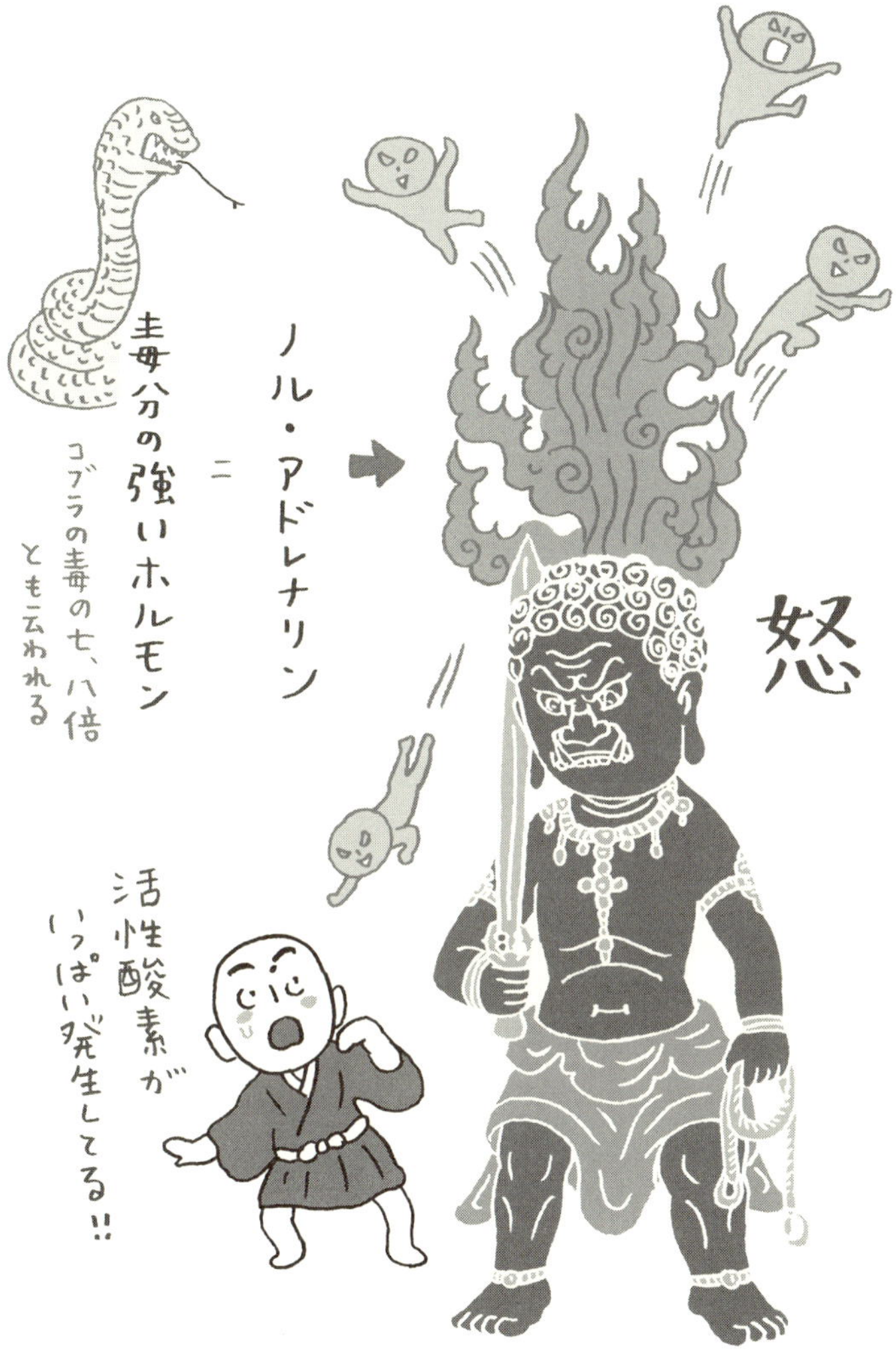
怒
ノル・アドレナリン
＝
毒分の強いホルモン
コブラの毒の七、八倍
とも云われる
活性酸素が
いっぱい発生してる!!

量の放射線のなかのほうが治癒率が上がった。植物も、少量の放射線のもとのほうが、発芽が増え、開花は早まり、サイズや収量も増えることが分かったのである。

人間においても、自然放射線の十～百倍の放射線を当てたとき、リンパ球が活性化し、免疫能力が上昇することが分かっている。

問題は、どの程度の量までがその限度か、ということだろう。とくに妊産婦や幼児をもつお母さんたちにとっては、きちんとしたデータではなく、過敏な推測ばかりが流布しているため、神経質にならざるをえない。

しかしどうか冷静に、積算放射線量からご自身や子どもたちの身の安全について判断していただきたい。冷静でいれば、それだけで傷ついたＤＮＡの修復機能も活性化してくる。闇雲にいらついたり怒ったりして出す活性酸素のほうが、よほど怖いような氣もするのである。

入浴の心得

放射能の話題が続き、益軒先生にはしばらくお休みいただいていたのだが、そろそろしびれを切らしていらっしゃることだろう。

正坐から立ち上がるとき、足が痺《しび》れてふらつくことがあるが、益軒先生はその点についても万全である。立ち上がるまえによく足の拇指《ぼし》を動かすことが肝心で、先生など、ふだんからサルのように器用に指を動かし、ついでに湧泉《ゆうせん》のツボなども按摩《あんま》している。すぐにスタスタお越しいただけるはずである。

ずいぶんお待たせしてしまったから、まずはお風呂にでも入っていただこうかと思うのだが、入浴についても先生はじつにうるさい。

まず、空腹での入浴はいけない、満腹で髪を洗うこともならぬ、とおっしゃる。曰《いわ》く「うゑては浴すべからず、飽《あき》ては沐《かみあら》ふべからず」。それならまずは軽食など摂っていただき、しばらく休んでいただこう。食後は例によって散歩に出てしまった。

風呂が沸いた頃合いに戻ってこられたのはいいが、先生は温度にも厳密である。「熱湯に浴《ゆあみ》するは害あり。冷熱はみづから試みて、沐浴すべし」。熱いとなにが良くないかと云《い》えば、とにかく「身熱し、氣上《のぼ》り、汗出《いで》、氣へる」とおっしゃる。体が温まるのはいいのだが、汗が出るほど温まってはいけないのだ。

私が沸かしたお湯を、先生はわざわざ盥《たらい》に移し、しばらく冷ましてからおもむろに衣類を脱ぎだした。「あつからざる温湯を少《すこし》盥に入れて、別の温湯を、肩背より少しづつそそぎ、早くやむれば、氣よくめぐり、食を消す」。なるほど、まだ食べたものが消化しきれていなかったということか……。

あれ？　先生、もうあがるんですか？

「寒月は身にあたたまり、陽氣を助く。汗を発せず。如此《かくのごとく》すればしばしば浴するも害なし」

先生に言われたとおりにつくった盥だが、なにかお氣に召さなかったのだろうか。竪《たて》二尺九寸、横のわたり二尺、これはいずれも巡り板の内寸である。深さ一尺三寸四分、巡り板の厚さは六分、「底は猶《なお》あつきがよし」というから、八分でつくったのである。「皆、杉の板を用ゆ」とおっしゃるから、綺麗な柾目《まさめ》の杉でつくったんですよ。

「あたため過さざれば害なし」

先生、そんな意地張ってないで、湯船に浸《つ》かったらどうです？　え？　もう服着ちゃうんですか？

「あ、先生、いい風ですね。氣持ちいいでしょ」

「え？　風に当たっちゃダメなんですか？」

「え？『沐浴《もくよく》して風にあたるべからず』？　なにしてるんです、それ」

「え？『風にあはば、はやく手を以《もっ》て、皮膚《ひふ》をなで（さ）するべし』？」

「まったく几帳面《きちょうめん》なんですねぇ。それじゃ風呂に入った氣がしないでしょう？　え？　沐浴？　そういうもんですかねぇ」

先生は盥から身を起こし、急いで体を拭《ふ》くと、なにかに怯《おび》えるように全身をさすっている。せっかく食事までして風呂に入っていただいたのに、これじゃあカラスの行水である。先生はあまり風呂が好きではないのだろうか。

しかし『養生訓』を読み返してようやく私は氣づいた。これは、「しばしば浴する」ときのやり方なのだ。しばしば入るからこそ「肩背は湯をそそぐたるのみにて、垢《あか》を洗はず、只《ただ》、下部《げぶ》を洗ひて早くやむべし」なのだろう。

「あれ？　先生、下部洗ってませんよ。どうしたんですか？」

「え？　おまえが見てるから洗えない？　こりゃまた失礼しました」

念のため、確認しておこう。先生は、凍《こご》えた人や眼《め》を病んだ人が　熱い湯に入るのはとくにいけないとおっしゃっている。

暑い季節の行水はともかく、入浴は十日に一度、洗髪は五日に一度でいいのだそうだ。

「先生、やっぱり先生って、お風呂嫌いなんじゃないですか？」

「え？　『快《こころよい》といへども氣へる』？」

なるほど、「嗇《しょく》たるべし」とは、このことか。

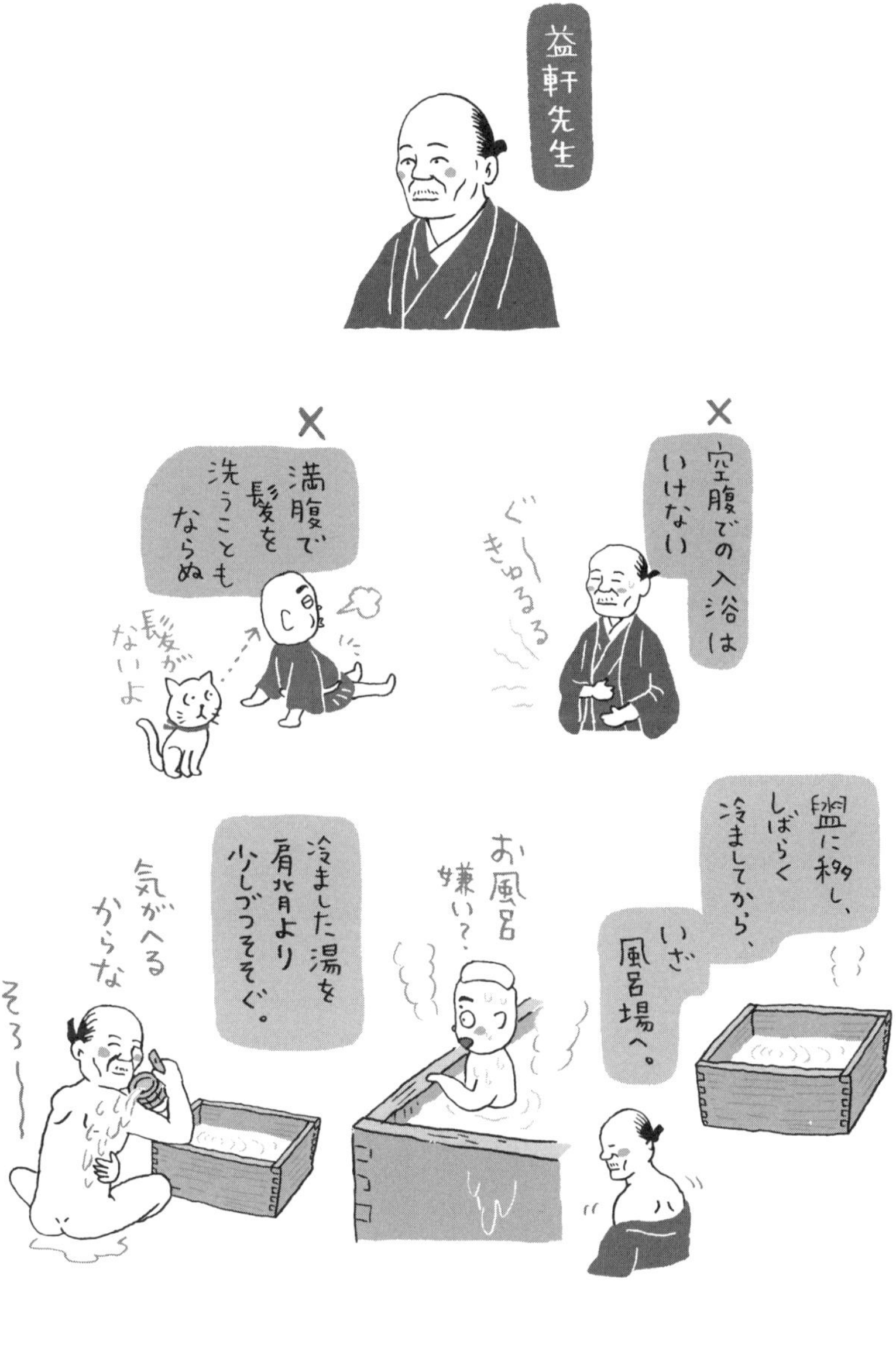
益軒先生
×
空腹での入浴はいけない
ぐ〜きゅるるる
×
満腹で髪を洗うこともならぬ
髪がないよ
盥に移し、しばらく冷ましてから、
いざ風呂場へ。
お風呂嫌い？
冷ました湯を肩背より少しづつそそぐ。
気がへるからな
そろ〜

ああ、湯治《とうじ》に行きたい

この国には火山が多く、したがって地震や津波も多いわけだが、いっぽうで日本はそのお蔭《かげ》で豊かな温泉資源にも恵まれている。温泉での湯治についても益軒先生は一家言をおもちなのでうかがっておこう。

当たり前のことかもしれないが、先生は「入浴して宜《よろ》しき症あり、あしき症あり、よくもなく、あしくもなき症有り」と、恭《うやうや》しく宣《のたま》っている。ふつう、温泉に行くと、たいてい県の保健所などが書いた表示板が掲げてあったりするものだが、成分表示のあとにある「適応症」や「禁忌《き》症」がこれに当たるだろう。

つまり実際はお湯質、成分などによって微妙に違ってくるのだが、ここで挙げるのは温泉一般での常識である。

まずは「宜しき症」、とくに神効《しんこう》ありとされるのは外症で、打ち身、馬や高いところから落ちた症、疥癬《かいせん》などの皮膚《ひふ》病、金瘡《きんそう》つまり刃物による切り傷、なかなか治らない腫《は》れ物などである。また中風《ちゅうふう》、筋の引きつり、しじまり（縮まり）、手足のしびれや萎《な》え、などにもいいという。

反対に「最も忌《い》む」とされるのが、汗症、虚労、熱症である。およその見当はつくと思うが、熱くもないのに汗をかく場合、疲れきっているとき、そして熱中症など熱を受けすぎたあとは、湯治はやめたほうがいいというのである。

その中間には氣鬱《うつ》、不食、積滞（胃腸の膨《ぼう》満感）があり、これらは入浴によって氣が巡り、効くこともあるから、ま、軽く入ってみれば？ とおっしゃる。そしてほかにもとくには効かないけれど害にはならない病氣はたくさんあるとおっしゃるのである。

湯治に行くなんて、夢のような話だが、これは短すぎても長すぎてもいけない。益軒先師は一週間、または二週間を区切りにするよう勧め、俗にこれを「一廻《めぐり》・二廻」と呼ぶのだそうだ。

湯治の要諦を簡単に言えば、「毎日かろく浴し、早くやむべし」が基本である。

たまに温泉に行くと、私などここぞとばかり、食前食後にも入ったりするが、湯治に行く場合はそんな貧乏性ではいけない。ゆったり構えて入浴は二、三度に抑え、しかも食後三十分は入らない。大酒・大食もひかえ、「湯治の内、房事をおかす事、大いに忌む」とも書いてある。

むろん、湯治に行って房事などはモッテノホカ、私もそう思うが、益軒先生は、この件に関してじつに神経質で、「湯よりあがりても、十余日いむ」とする。なにがあったのか分からないが、このこだわりは普通ではないので、あまり立ち入らないようにしよう。

ほかに、湯治の際は、熱性のものを食べないとか、お灸《きゅう》はひかえる、性よき魚鳥の肉を少しずつ摂って胃腸を養うなど、諸注意はあるのだが、なにより心がけたいのは入浴前に水を飲むことだ。

ふつうに入浴しても、発汗や利尿作用などで体内の水分はかなり失われる。まして湯治の初日などは移動も多いから脱水加減になっていることも多い。まずはコップ一杯以上の水をゆっくり飲んでからお湯に入るようにしていただきたい。

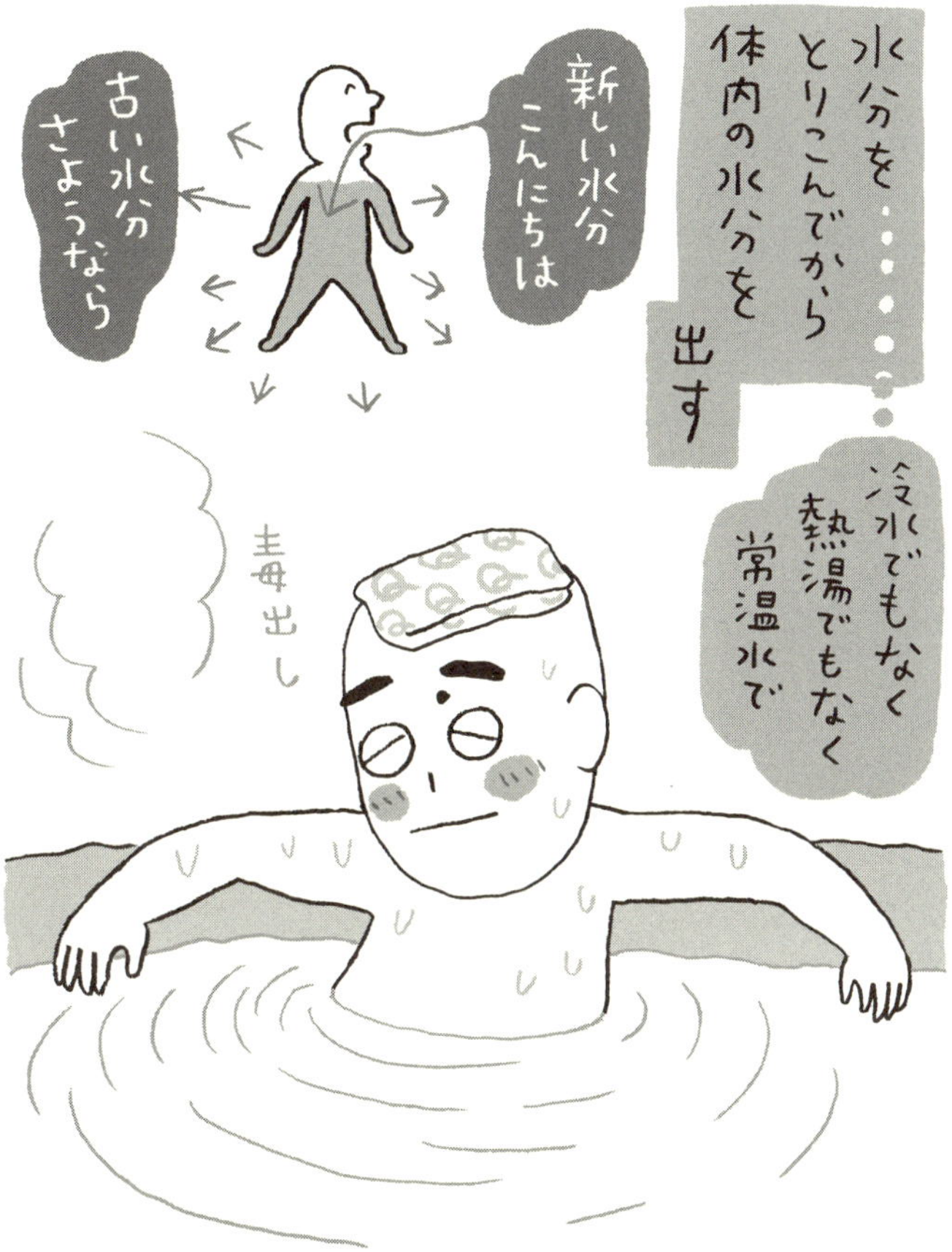
水分を……とりこんでから体内の水分を出す
冷水でもなく熱湯でもなく常温水で
新しい水分こんにちは
古い水分さようなら
毒出し

水分の補給がないと血液がどろどろになり、また四十二度以上の高温浴ではとくに血小板が活性化して血が固まりやすくなるため、脳梗塞《こうそく》や心筋梗塞など血栓《けっせん》症の危険が増すことになる。

ちなみに、この際には水以外のウーロン茶とかコーヒー、酒では代用にならないのでご注意いただきたい。

益軒先生は、温泉の湯を飲むことに懐疑的で、金瘡の人が早く治そうとお湯を飲んで死んだことが記録されているが、これはお湯質にもよることだし、自分勝手に判断せず、宿の主人に訊くなど、用心深く確かめてからにしておこう。

日本人は、温泉旅行の二泊目にはすでにストレスを感じるほど、働きたがりの民族とされる。しかし東日本大震災以後の忙しさは別格で、せめて三日でいいから湯治に行ってみたいと思う。今度の地震でお湯がかえってよくなったとされる温泉も福島県内には複数あることだし、ここらで火山列島に住む御利益にもあずからないと、やってられない。

今日も水とお茶を飲み、湯には入らず、会議の予定である。

夏涼しきことをきはめず

今年（二〇一一年）の七月は、かつて経験がないほど暑かったような氣がする。しかし夏は、本来暑いものである。そう言ってしまうと、とりつく島がないだろうか。ああ、どこか南の島にとりついて、椰子《やし》の木陰で休みながら、海水浴などしたいものだ。

ますます話がずれてしまったが、現状では、福島県の海水浴場はみな放射能汚染のために閉ざされている。三春《みはる》町のプールは、コンクリートを塗り直してオープンしたが、各学校のプールはまだ使用されていない。

要するに、極めて暑いにもかかわらず、水遊びや「泳ぐ」という手が使えないのである。

それなら家でクーラーをつけて、本でも読もうかと思うところだが、今年は節電のため、二十八度設定だという。しかも私の部屋のクーラーは調子が悪く、いくら設定温度を低くしても三十度以下になってくれない。これを書いている今も、室温が三十二度なのである。

いったい外は何度あるのかと、金色に輝く空を怨《うら》みがましく眺《なが》めてみるが、いくら怨んでも天は顔色ひとつ変えない。じわりとTシャツに滲《にじ》んだ汗が、玉になって臍《へそ》まで滑り落ちる。ああ無情、である。

『養生訓』巻第六を読みだすと、しかしこんなことではいけないと思う。『千金方』からの引用だが、次のようなことが書いてあるではないか。

冬温《あたたか》なる事を極めず、夏涼《すずし》き事をきはめず、凡《およ》そ一時快《こころよ》き事は必ず後の災《わざわい》となる。

ああ、一時の快さのために、涼しさなど求めてはいけないのだ。今、涼しくていい氣持ちでも、あとあと神経痛に悩むことになっても困るではないか……。

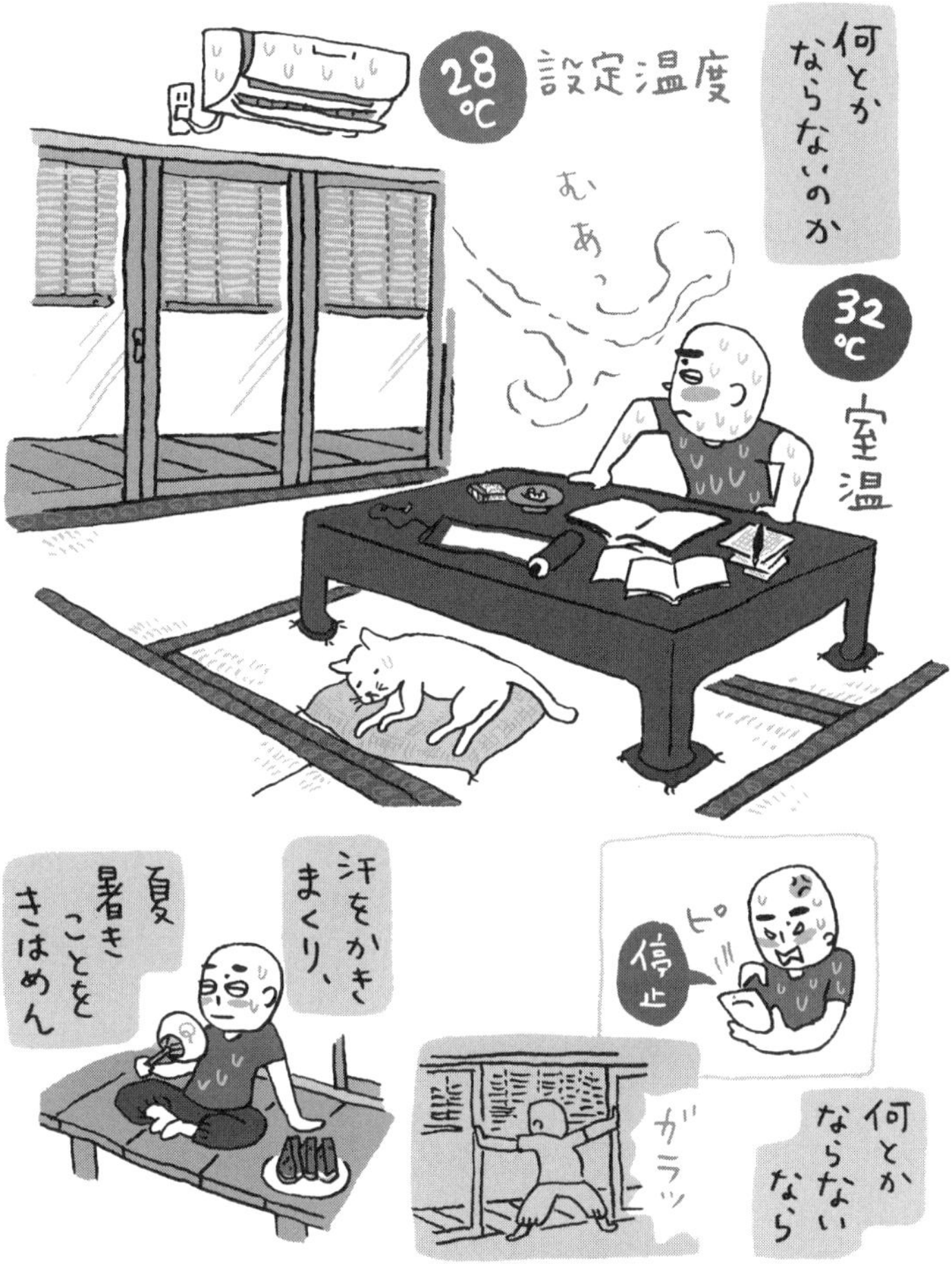

28℃
設定温度
何とかならないのか
むあっ
32℃
室温
ピ
停止
ガラッ
何とかならないなら
汗をかきまくり、
夏暑きことをきはめん

しかし、三十二度というのはちょっと行きすぎではないだろうか。近所の幼稚園では、毎日のように「かき氷」を出してくれるらしい。熱射病や熱中症予防なのだろう……。しかし朦朧《もうろう》としながらも汗で湿った『養生訓』を睨《にら》んでいると、とにかく益軒先生は、「小慾《よく》をつつしまざれば、大病となる」とおっしゃっている。また「安閑《あんかん》の時、常に病苦の時を思へ」とも説いておられる。

いまは安閑と原稿を書いているのだし、さっき三時には植木屋さんと一緒にスイカも食べた。このうえ更なる涼を求めるなんて、まさに小慾ではないか。病苦のときを想えば、なんのこれしき……。

それに、今は日本中の人々が、電力不足を補うために節電に励んでいる。当の福島県人がこんなことでどうするのか。情けないとは思わないのか……。いや、情けないとも思うし、小慾は克服すべきだとも思うのだが、……それにしてもちょっと、暑すぎないだろうか。あ、三十三度になってる。

もしや私は、間違った意地を張ってはいないだろうか。「涼」までは求めないにしても、やはりもう少し、ふつうというか……、せめて机に向かうだけで汗が流れたりはしない状態というか、そのくらいは求めてもいいのではないか。

私はふいに、先月号の益軒先生の行水のような入浴を憶《おも》いだした。そして節電にも適《かな》うように、とうとう褌《ふんどし》一丁になって井戸端で水を被ったのである。

おお、涼しい。おおおおお、氣持ちいい。

「和尚さん、……なにしてるんです？」

「え？」

そこに立っていたのは、お盆前のお墓掃除にやってきた、檀家さんの老夫婦であった。むむ、むむむむ。

「いや、お盆も近いし、……井戸掃除ですよ、ほら」

そう言って私は、持っていたバケツで井戸の水を汲《く》みだした。やりはじめた以上やり続けるしかなく、すっかり汗だくになってしまったのは言うまでもない。

やはり夏は、涼しさを極めてはいけないのである。

湿氣、おそるべし

益軒先生はじつに用心深い。並ではない。健康なときにも、病ある日の苦しみを思いやるようにと説諭する。しかもその際、「病想《そう》を作《な》す」という古語や、「安閑《あんかん》の時、常に病苦の時を思へ」などという古詩があるといって引用してくる。

そんな古語や古詩が本当にあるのかどうか知らないが、これも先生一流の用心深いやり方の一種なのだろう。「べつにこれはワシが突然言いだしたことじゃなくてね、昔からそう言われているんだし、まぁいわば、昔っからの常識なのよ、分かる？あ、分かってた？　それならいいんだけどね、むふふ」そんな具合に説諭するのである。

養生の秘訣《ひけつ》は、べつに難しいことではない。先生に言わせれば、外邪《がいじゃ》を防ぎ、内慾《よく》を節し、起き臥《ふ》し動静を慎めば、それでいい。しかしそれでいいといっても、これが簡単ではないのである。

外邪には、風・寒・暑・湿の四種がある。「風・寒・暑」は、「人の身をやぶる事、はげしくして早」いので、皆用心するのだが、「湿」は「人の身をやぶる事、おそくして深し」という。だから皆、油断しているうちに深くやられてしまい、なかなか治らないというのである。

先生は、「湿ある所を、早く遠ざかるべし」「山の岸近き所を、遠ざかるべし」と、盛んに避難指示を出す。「土あさく、水近く、床ひきき（低き）処《ところ》に、坐臥《ざが》すべからず」と、例によって細かい。湿氣が多いと疫《えき》病にもなりやすいからと、真剣に諫《いさ》めるのである。

また先生は、文禄の役つまり秀吉の第一次朝鮮出兵の際、戦死よりも疫死が多かったのは寒さと湿氣のせいだとおっしゃる。陣屋の床が低いため湿氣が避けられず、またその建物もまばらに建っていたため、厳寒にもやられてしまったというのである。

そのことの真偽は分からないが、とにかくそう思い込んだ先生の怖がりようは凄《すご》い。「一たび湿にあたれば、いえ（癒え）がたし、おそるべし」などと述べ、結論としては「居処も寝屋《ねや》も、高くかはける所よし」とするのである。

しかしそうはいっても、長年親しんだ家屋敷ならそう簡単には離れられない。福島県内でも警戒区域ならば出るしかないと諦めもするが、特定避難勧奨地点ともなると、迷うだろう。政府側も「どっちでもいいけど、出るなら経費はもつ」というスタンスである。

益軒先生は、むろん経費ももたない。いわば放言である。しかし湿氣の場合、放射能より自覚できるだけまだマシかもしれない。関節痛やクル病など、昔から湿氣の多い土地の人々が罹《かか》りやすい病氣もある。すでにそのような症状があるなら、出たほうがいいのだろう。

湿度の点ではお寺住まいの身を仕合わせに思う。本堂も庫裏《くり》も床が高くしかも縁の下には炭の粉が埋め込まれ、風が吹き抜けていく。冬場の乾燥具合ははなはだしく、本堂内ではたいてい湿度三十パーセントを割り込む。だからこそ、真冬の太鼓は張りつめたいい音がするのである。

思えば建物の保存についての湿度の影響力は甚大《じんだい》である。漆喰《しっくい》は、多湿すぎれば水

養生の秘訣

外邪を防ぎ、内慾を節し、起き臥し動静を慎む

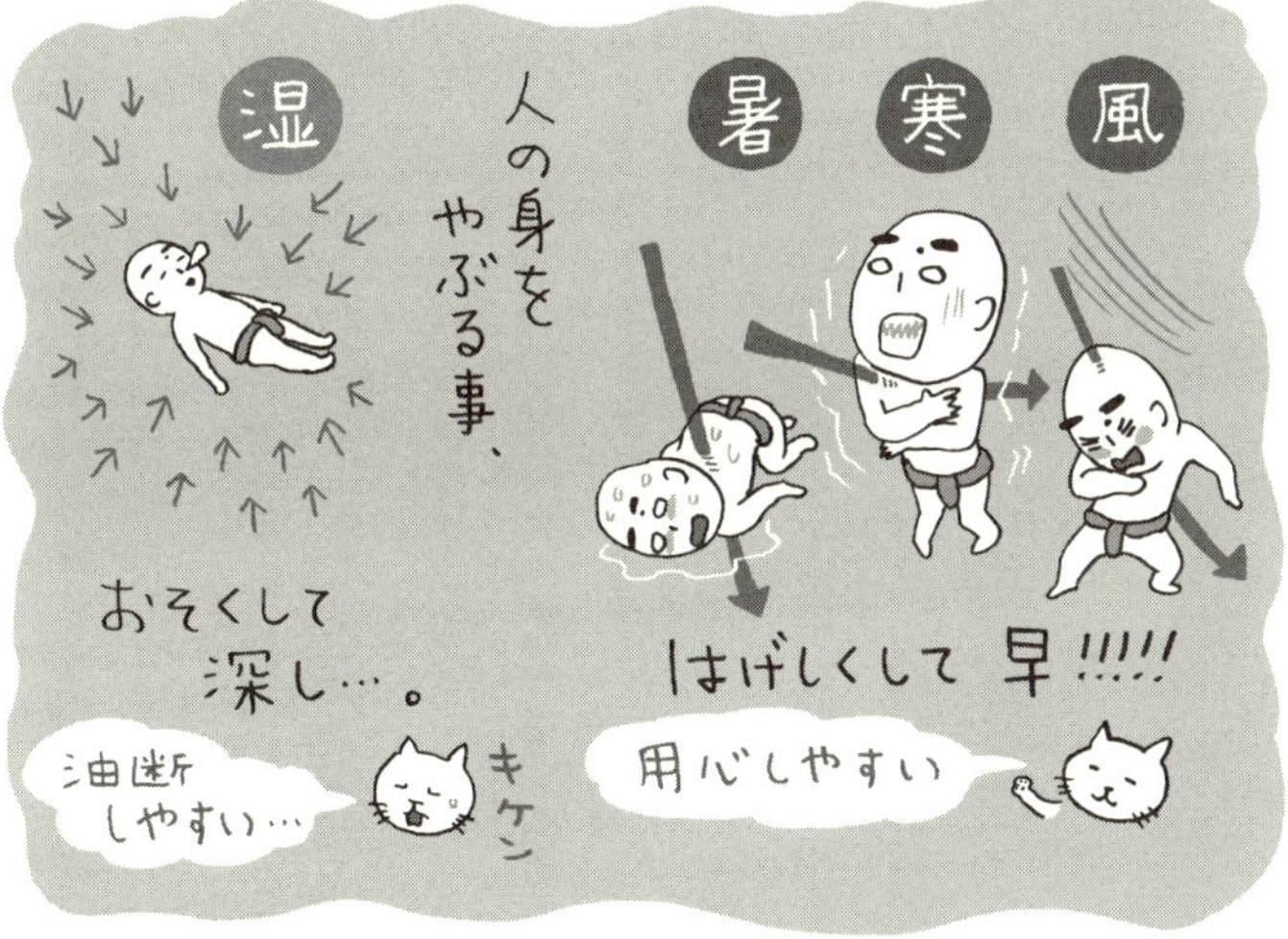

風
寒
暑
人の身をやぶる事、
湿
はげしくして早!!!!!
用心しやすい
おそくして深し…。
油断しやすい…
キケン

分を吸い、乾燥しすぎれば水分を吐き出す優れた湿度調整壁だといわれる。しかし益軒先生は簡単には氣を許さない。「新たにぬりたる壁に近付《ちかづき》て、坐臥すべからず」と誠に用心深いのだ。

もとより日本の大部分は湿潤な温帯モンスーン氣候である。海が近ければ津波が怖いし、山に近いと湿氣が怖い。だとしたら、いったいどこに住めばいいのだろう。放っておけばどこでも鬱蒼《うっそう》とする環境なのだし、結局我々は問題のある土地でも、手入れしながら住むしかないのかもしれない。海の近くならもしものときに退路を確実にし、山に近ければできるかぎり風通しのよい環境を自ら努力してつくる。

しかし窓を開けると放射線量が増えるという場合、どうすればいいのだろう。低線量の放射線が怖いか、湿氣のほうが怖いか、よくよく吟味《ぎんみ》しなくてはなるまい。ともに「人の身をやぶる事、おそくして深し」だから厄介《やっかい》で、発病しても原因が単純化しにくい。益軒先生には失礼な言い方だが、湿氣を最も怖れた時代が羨《うらや》ましい今日この頃である。

内より生ずる風

最近は、あまり「中風《ちゅうふう》」だという人を見かけないような氣がする。どうしてだろうか。

この病氣、じつは脳出血後の後遺症で、身体各部に麻痺《まひ》が見られたりするわけだが、昔は脳出血そのものにも氣づかず、自宅で発症し、そのまま療養することも多かった。ところが今は、すぐ病院に行って加療し、場合によっては入院してしまうため、たとえ後遺症が残ったとしても、それは脳出血の後遺症であって中風とは思われない。およそ、そういうことではないだろうか。

しかし益軒先生の時代には、中風は「中氣《ちゅうき》」とも呼ばれ、単独の病氣と思われていた。『養生訓』によれば、「中風は、外の風にあたりたる病には非《あら》ず、内より生ずる風に、あたれる也」と規定される。

「内より生ずる風」というのも不思議な話だが、そう言われれば、手足がぷるぷる震え、「い、つ、も、す、ま、な、い、ねぇ」などと苦労して話す様子などを想うと、内側から小刻みに風が吹いているようにも思える。

どうして内より風が生ずるのか、というと、益軒先生はこう宣《のたま》う。即ち「つねに酒を多くのみて、腸胃やぶれ、元氣へり、内熱生ずる故、内より風生じて手足ふるひ、しびれ、なえて、かなはず、口ゆがみて、物いふ事ならず」。

「かなはず」はなにが「かなはず」なのか分からないが、とにかくすべて思うようにいかないということだろうか。どうやらその原因はというと、なによりつねに多く酒をのむことのようだ。

そうなると、私も安心してはいられないのだが、先生は体質的な素因についても指摘している。元来、「肥白にして氣すくなき人」が年四十を過ぎ、氣が衰えたとき、しかもそのうえ「七情のなやみ」を抱え、あまつさえ酒を飲みすぎると、「此《この》病生ず」というのである。

私は四十過ぎでたしかに酒も飲む。しかしそれ以前に、肥白（色白ででっぷり）でもないし「氣すくなき人」でもない（と思う）。まして、七情（怒・喜・思・憂・悲・恐・驚）の悩みも抱えていないし、大丈夫だろうと勝手に安心することにした。

それにしても、当時の養生学が、こうして病氣が発症する原因として心理的要因を想定していることには、いまさらに驚く。そして「病は氣から」という言葉に、やはり本氣で言っていたのだと、あらためて感じ入るのである。

西洋医学が中風は「脳出血後の後遺症」だと見破ったことは、たしかに一つの功績ではあるだろう。しかしそんな認識では予防もできないし、治療行為が原因を取り除くことにもならない。またどんなに難しい手術であれ、結局は対症療法にすぎないということではないか。

七情のうち、怒・思・憂・悲・恐・驚の六情は、今の福島県内のあちこちに満ちている。福島第一原子力発電所の事故で、今、仮設住宅住まいを強いられる人々を訪ねてみれば、すぐに諒解《りょうかい》できるはずである。

残りの一つ、「喜」が、パンドラの箱に残っていた「希望」のように、ほかの六つに対抗できる力をもつのかもしれないし、できればそう思いたい。

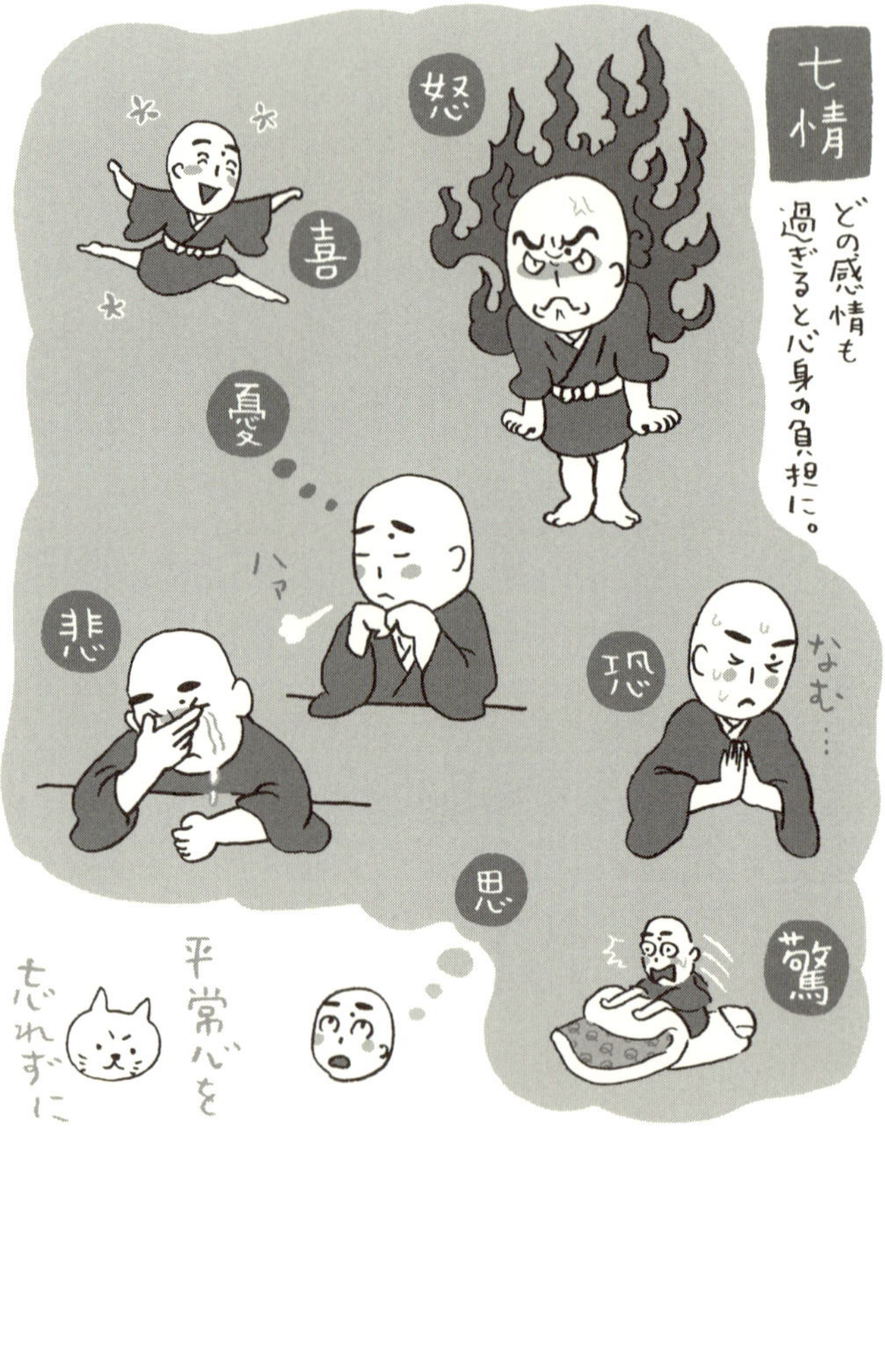
七情
どの感情も過ぎると心身の負担に。
怒
喜
憂
ハァ
悲
恐
なむ…
思
驚
平常心を忘れずに

しかし「希望」もないままに、夜になると六情を肴《さかな》に陰々滅々と酒を飲む人々が、いったいどれだけいるだろう。

肥白や「氣すくなき」ことなど、いささか素質は関係するにしても、心理的ストレスを抱えて大酒を飲み続ければ、中風がどんどん近づいてくる。

今回は、精神的ストレスも東京電力の賠償範囲に含まれるらしいから、もしも中風に罹《かか》ったら、『養生訓』を根拠に、賠償請求を出してみたらいいと思う。

しかし相手がすんなり応じないようなら、無駄な争いに貴重な人生を費やすべきではない。六情も膨らみ、酒量も増えて、裁判に勝つころには立派な中風患者になっているに違いない。

七情のなやみが、小さな「喜」も含めて避けられないストレスであるなら、せめて酒量を減らし、中風だけは避けておかないと、言いたいことも言えなくなる。諦めるのは、死ぬまで早い。

お灸の効用

「お灸を据《す》える」、などというと、まるで悪戯《いたずら》小僧に反省を促すようだが、むろんこれは医学的根拠のある医療行為である。

そんな書き方になったのは、じつは子どもの頃に祖母に据えられたお灸の思い出が、あまりに鮮烈だからである。

なにを治すためだったのかは忘れたが、私は祖母の前で腹を出し、ひときわ大きく見える腹の上のモグサを、じっと見つめていた。「これが燃えきるまでは動くな」と、祖母は言うのだが、本当にそんなことが可能なのか？　ヘソの横のモグサを見つめていると、それは次第に大きくなってくるような氣がした。

おもむろに祖母がお線香を近づけた。火が長持ちするので、祖母はいつもお線香を片手にひょいひょいとお灸を重ねていくのだ。あ、……点《つ》いた。……燃えてる。赤く、燃えてる……。そう思った瞬間、私は思わず燃えるモグサを手で払って立ち上がり、脱兎の如《ごと》き勢いで祖母の前から逃げ出していた。

大声をあげて祖母は畳の上のモグサを拾い、私はといえば、すでに縁側のサンダルを履いて池のそばまで逃げていた。

中途半端に焼かれたため、ヘソの横には水ぶくれができた。それは何日経っても皮《ひ》膚《ふ》ができては剝《は》がれ、またできては剝がれ、ずいぶん長いこと幼い私を苛《さいな》んだものである。

とまぁ、そういう思い出なのだが、私ももはや立派に分別のある大人《おとな》である（と思う）。お灸の効用をきちんと学び、必要なら積極的にやってみようではないか。

なになに？　益軒先生によれば、お灸には寒くなりはじめたこの季節が最適とあるではないか……。

とくに、「病ある人は、八月（旧暦）、残暑退《ひ》きて後、所々に灸して、風邪をふせぎ、陽を助けて、痰咳《たんせき》のうれひをまぬがるべし」

まぁ私は「病ある人」ではないが、用心に越したことはあるまい。なるほどお灸は、急激に弱まっていく陽氣を助けるものなのだ。

冬至に初めて生じた陽の氣は、夏まで強まり続け、夏至を境に弱まりはじめる。寒くなるに従って陰の氣が増し、次第に皮膚表面の氣が落ち着いて堅くなっていくわけだが、先生によれば、秋が深まるまでは「表氣いまだ堅からざる」状況である。そんなときこそ、お灸を据えて陽氣を助ける好機なのだろう。

そういえば、松尾芭蕉《まつおばしょう》も「三里に灸すうるより」旅から旅に、歩き続けた。江戸時代、最も長生きだったとされる三河の国の百姓満平さんも、たしか井戸水とお灸が長生きの秘訣《ひけつ》だと言っていたはずである。それにしても、どこに据えればいいだろう？

風邪や咳の予防なら、風池《ふうち》のツボがいいだろうか？「風」の字がつくツボは、みな風邪の予防になると、聞いたことがある。そういえば風池は、睡気防止にも、また頭痛にも効くはずである。

しかし風池は、髪の生え際、首の付け根である。私の場合、髪はないから分かりやすいが、しかし首の皮一枚ともいうし、あの辺りの皮膚は薄くて、もしかするとヒリヒリ熱いのではないか……。

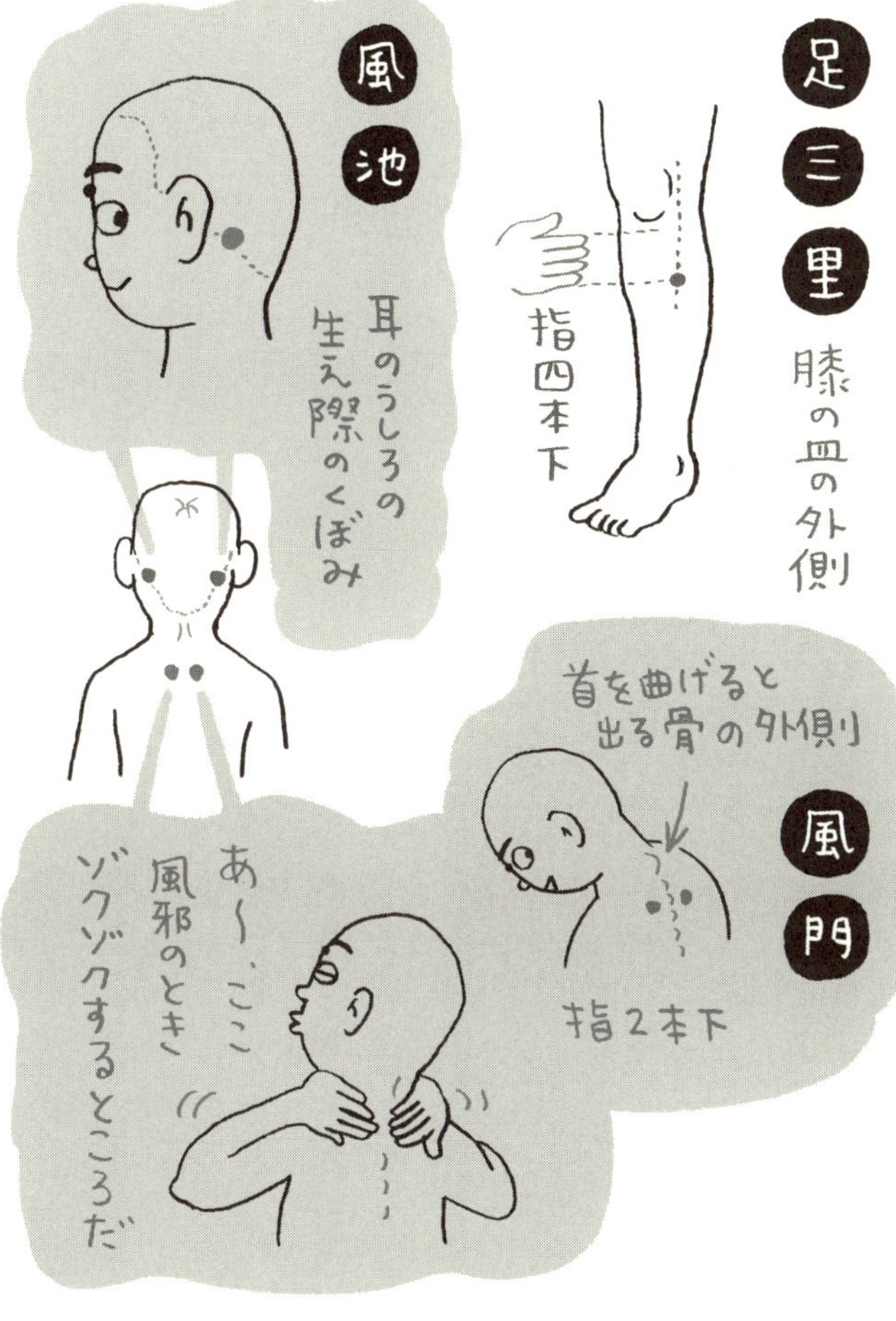
足三里
膝の皿の外側
指四本下
風池
耳のうしろの生え際のくぼみ
風門
首を曲げると出る骨の外側
指2本下
あ〜、ここ
風邪のとき
ゾクゾクするところだ

それなら風門《ふうもん》はどうだろう？　両肩に近いこのツボは、それこそ風邪の侵入を防ぐ門である。肩こりもほぐれるというし、この際、ここがいいのではないか、そう思って私は顎先《あご》からそのツボを圧《お》してみた……。そしてすぐに悟った。ここに自分独りでお灸を据えるのは、物理的に無理である。

おお、どうしよう？　どこに据えよう？　身悶《もだ》えしながらもお線香を用意し、モグサを指先で抓《つま》んでいたとき、私はふと、憶《おも》いだした。「身体髪膚《はっぷ》これを父母に受く。あえて毀傷《きしょう》せざるは孝の始めなり」。

なにゆえ今どき『孝経』なのか自分でも分からなかったが、憶いだしてしまったものは仕方がない。そうだ、わざわざ親にもらった皮膚を焼くなんて、親不孝なのだ。

私は早速モグサとお線香をしまい、風呂に入ることにした。陽氣を助けるには、風呂だっていいだろうという、大人の分別である。

私は氣持ちよく湯船に浸りながら、三つ子の魂の恐ろしさに、ほとほと感じ入ったのである。

鍼《はり》を刺す事はいかん？

お灸《きゅう》は、元氣を補うために据《す》える。「元氣は陽氣なり。陽氣は、あたたかにして火に属す」がゆえである。それでは鍼《はり》はどうだろう？

益軒先生によれば、お灸と鍼の一番の違いは、お灸は氣を「補」うものであるのに対し、鍼は鬱積《うっせき》した氣を「瀉《しゃ》」するものであることだ。漢方医学にとって「補」と「瀉」とは、重要な処方の区別だが、要するに「補」は足りないものを補い、「瀉」は不要なものを外に出す。経絡《けいらく》のツボに鍼を刺すことで、氣血の滞りを去ってよく巡るようにする。「積をちらす」という表現もあるが、つまり「（鬱積した部分から）外に氣をもらし、内に氣を巡らし、上下左右に氣を導く」というのである。

じつは小生、先日バドミントンをやりすぎ、運動神経は健在なものの（あくまでも私見）、筋肉がついていけず、しかも上半身は羽根を執拗《しつよう》に追いかけるのに下半身がまったく動かなくなり、ついには転倒して右肩あたりを強打したのである。

しかもなんのこれしき、とばかり、そのままなにもせず京都、そして東京へと講演に出かけた。そのときの鞄《かばん》がこれまたベラボーに重く、肩をミシミシいわせながらなんとか戻ってはきたものの、翌朝、とうとう私の肩界隈《かいわい》は、なにもしなくとも腋《わき》の下がずきずき痛むという症状を呈した。腕も肩から上がらなくなっていたのである。

お、五十肩か、とはまさか思わなかった。「五十五年体制」のはずもない。しかし私は迷わずときどきお世話になる鍼灸《しんきゅう》院に電話し、車のハンドルを苦労して切りながら隣町の治療院まで辿《たど》り着いたのである。

あまりに痛いこんな場合、整体では痛すぎて耐えられない。きっと鍼が魔法のように治してくれるはずである。

この先生、女医さんなのだが、じつに勉強熱心で日進月歩なのだ。以前に首が動かなくなった際も、手の甲への鍼一本で治してしまった。

今回も腕や肩の痛みを説明していると、まっすぐ私の右脚の踝《くるぶし》の陰を押さえている。そこに鍼を刺し、さらに三里の横あたりに刺し、「急に患部を攻めたら驚きます

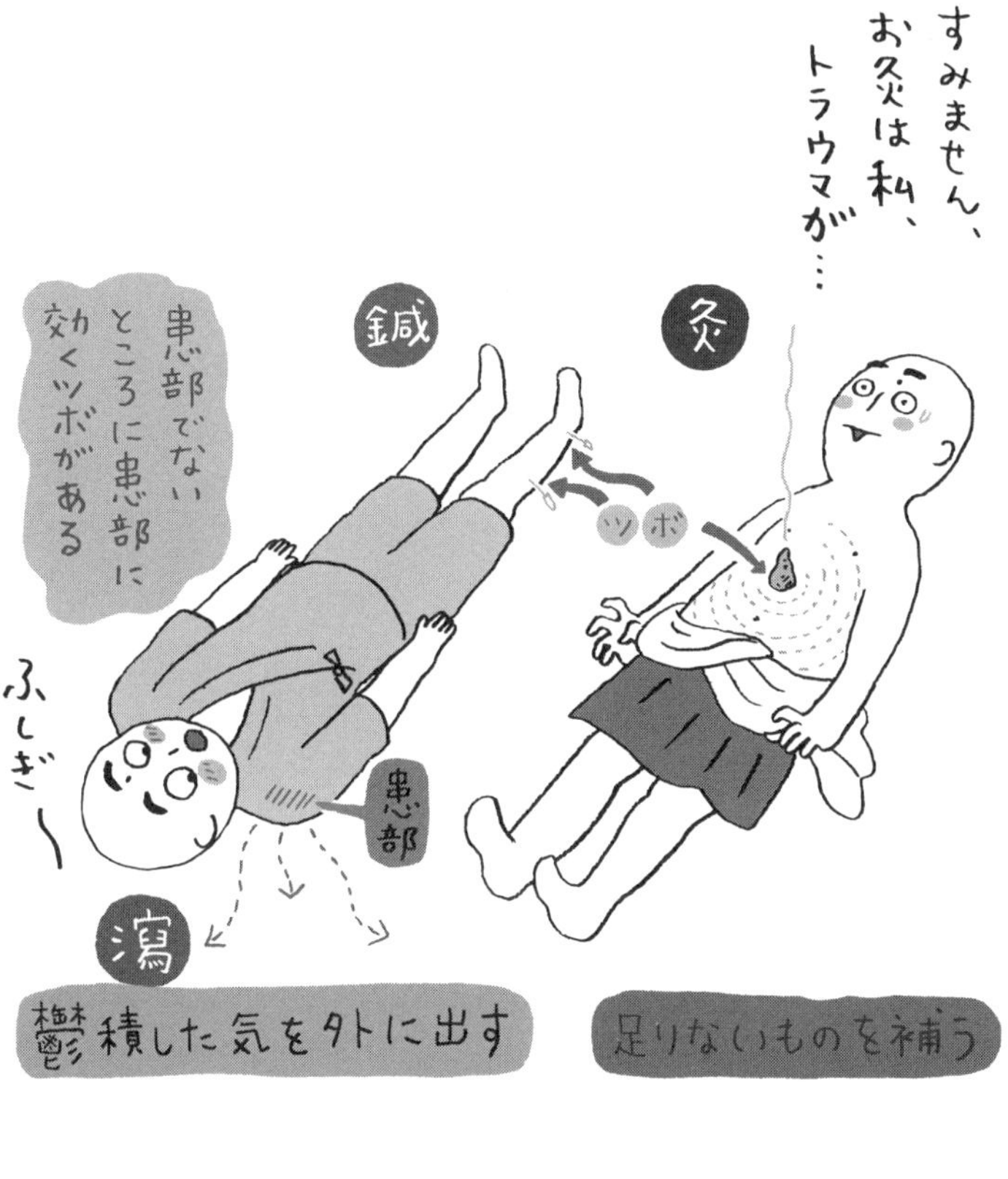
すみません、
お灸は私、
トラウマが…
灸
鍼
患部でない
ところに患部に
効くツボがある
ツボ
ふしぎ～
患部
瀉
鬱積した気を外に出す
足りないものを補う

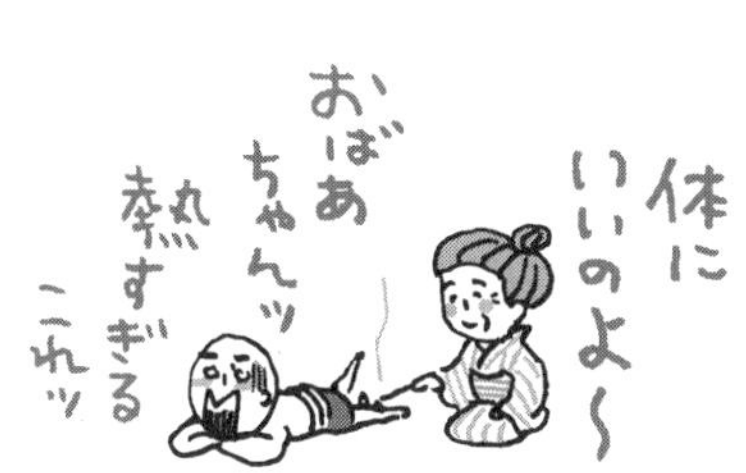
体に
いいのよ～
おばあちゃんッ
熱すぎる
これッ

から」と言いつつ次第に上へと攻め上がってくるではないか。しかもその二箇所に刺したあとは、肩のあたりがずいぶん楽になっていたのである。

むろん、鍼が有効ではない場合もある。「熇々《かくかく》の熱を刺すことなかれ。渾々《こんこん》の脈を刺すことなかれ。鹿々《ろくろく》の汗を刺すことなかれ。大労の人を刺すことなかれ。大飢の人を刺すことなかれ。大瀉の人、新に飽《あけ》る人、大驚の人を刺すことなかれ」などと『黄《こう》帝内経《ていだいけい》』にはあるらしい。熇々、渾々、鹿々と、分かりにくい形容詞がついているが、要は熱があったり、脈が弱かったり、汗ばんでいるときはやめたほうがいいということだ。ほかにも、入浴後すぐとか、食後すぐ、酒に酔っているときも鍼はさすなと戒められる。

鍼は、薬やお灸よりも、効くにしても害があるにしても「速やか」なのが特徴である。

刺してもらっているうちから痛みが急速に和らいでくる。だから、ここもそこもと、つい要求してたくさん刺してほしくなる。しかし「過ぎたるは猶及《なお》ばざるが如《ごと》し」、なんでもやりすぎはよくない。

「若当時《もし》快しとても、後の害となる」と益軒先生も宣《のたま》っている。

「はい、今日はこのくらいにしておきます。二、三日様子をみてください」と言って、女医さんは鍼をすべて抜いてしまった。

完全に痛みがなくなったわけではないが、恐ろしく肩や首が軽くなったことが分かる。またこの「様子を見る」というのが楽しみなのだ。鍼の刺激であちこちが活性化し、翌朝、翌々朝とみるみる回復していくのが分かって氣持ちいいのである。

鍼は刺激を与えるだけで、治しているのは自然の力……。そんな感じがひしひし感じられ、なんだか理想の医療とも思えるのだ。

え？　お灸だって同じだろ？　そりゃまぁ、そうなんですが、人には得手不得手があるってことですね、きっと。

冬月の過ごし方

冬月は、急病にあらずんば、鍼《はり》・灸すべからず、と『養生訓』は言う。冬ならではの特別な心がけについて、今回は整理しておこう。

冬は、基本的に「天地の陽氣とぢかくれ、人の血氣、をさまる時」だという。だからその収まったエネルギーを保つことこそ大事で、よけいなことに消費してはいけないのである。「あたため過《すご》して、陽氣を発し泄《もら》すべからず」「上氣せしむべからず」である。風呂も熱いのはよくないし、運動して汗をかくのもモッテノホカということになる。

冬至ともなれば、そうした用心も極点に達する。

初めての陽氣がぽっと点《とも》るのが冬至だが、益軒先生はこの「陽氣の微少《びしょう》なるを静養すべし」とおっしゃる。静養とは静かに養うことだが、まるで小さな子猫でもいとおしむようにこの陽氣を大切に扱えと、先生は言っているように思える。「労働すべからず」また「公事《こうじ》にあらずんば、そとに出《いず》べからず」、そして例によって「冬至の前五日、後十日、房事を忌《い》む」のである。

ちなみに禅の修行道場にとっても、冬至は特別の日だ。たしかに外出はせず、通常の作務《さむ》はしないが、この日の晩は「冬至冬夜」と呼ばれる特別な晩であるため、数日前からその準備に忙しい。いったいなにをするのかというと、ふだんお世話になっている信者さんなどを招き、酒食をふるまい、なおかつ雲水《うんすい》たちが隠し芸というか、アトラクションのようなものを演じるのである。

私が雲水のときは「西遊記」の芝居をした。私は猪八戒《ちょはっかい》の役であった。しかし道場を出てから客として行ってみたらもっと凄《すご》いものを見てしまった。

「ほたる」と題されたその芸は、真っ暗闇から始まった。なにやら車の軋《きし》むような音が近づき、暗い舞台の中央にうっすらと奇妙な形の人影が見えたと思ったら、その影のいちばん上に豆電球が点った。おおお、と思わずどよめきが走り、すぐに室内灯が明るくなった。そこには、手押し車に全裸で丸まり、豆電球をお尻に差し込まれた哀れな若者がいた。まぁ、自主的にしたことだから哀れでもなんでもないのだが、思えばあれは極陰のなかに幽《かす》かに点った初めての陽を表現していたのだろうか。しかしどんな意味があったにせよ、益軒先生に叱られるであろうことは間違いない。それから暦はさらに進み、年末の「除日・除夜」を迎える。これまた特別な日である。除日以前にあらかた掃除は済ませておくわけだが、除日になって「父祖の神前を掃除し、家内、殊《こと》に臥《が》室のちりをはらひ、夕は灯《ともしび》をともして、明朝にいたり、家内光明ならしめ、香《こう》を所々にたき、かまどにて爆竹《ばくちく》し、火をたきて、陽氣を助くべし」となる。

ああ、爆竹というのは陽氣を助けるものだったのである。さらに家族で炉《ろ》を囲み、「和氣津々《わきしんしん》」として夜通し和やかに過ごすわけだが、これが「歳を守る」ということだと、先生は宣《のたま》っている。

ところで冬の日でも、どうしても朝から出かけなくてはならないこともある。生氣の無駄遣いを厳に戒める先生だが、こんなときには意外に太っ腹である。

まず驚いたのは、「冬、朝《あした》に出て遠くゆかば、酒を飲んで寒をふせぐべし」とおっしゃる。空腹だとなおさら寒いため、内側から温めようというのだろう。そして「酒

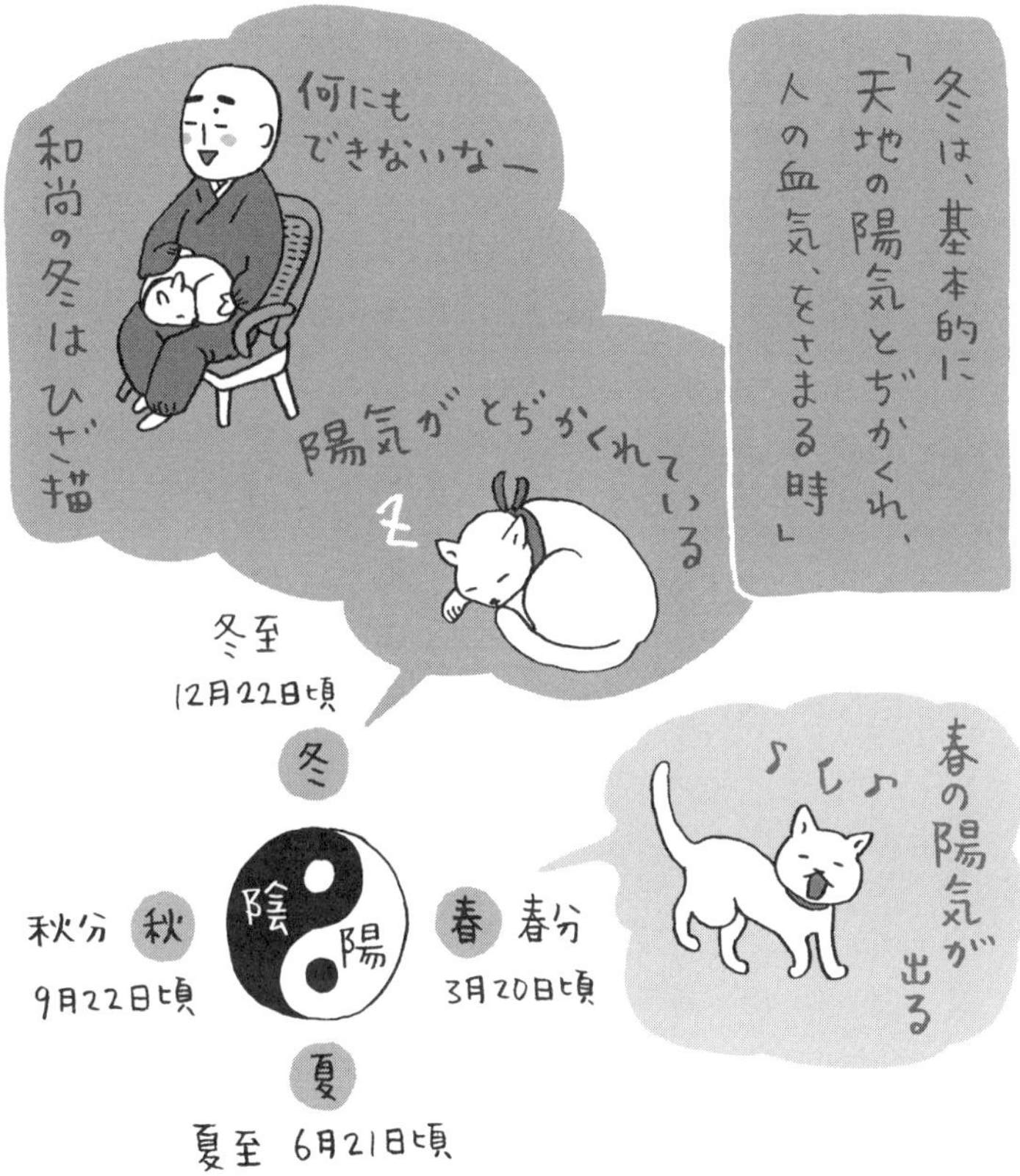

冬は、基本的に「天地の陽気とぢかくれ、人の血気、をさまる時」
何にもできないなー
和尚の冬はひざ猫
陽気がとぢかくれている
冬至
12月22日頃
冬
秋分 秋
9月22日頃
陰
陽
春 春分
3月20日頃
夏
夏至 6月21日頃
春の陽気が出る

ある。

じつに懇切で

をのまざる人は、粥《かゆ》を食ふべし」「生姜《しょうが》をも食ふべし」と付け加える。じつに懇切である。

しかしこうした場合でも、当然だが飲みすぎてはいけない。ぽっと点った陽氣を補うための酒食で真っ赤になり、毛穴が開ききって冷えたのでは元も子もない。

またこれも当り前のことだが、冷えきった体は急に温めてはいけない。雪で冷えた足を熱湯に入れたり、熱い飲料物を急に飲むのもよくない。

むろん、益軒先生の頃とは暖房の威力も違うわけだが、冬は冬の寒さをもっとしみじみ味わうべきだろう。軽い運動で自ら温まりながら、冬はまとまった書き物などを心がけたいものだ。

医師を択び、薬を用い、老いを養う

とうとうこの連載も最後を迎えてしまった。初めがあれば最後がある。生まれた以上、死ぬときがくる。まぁそこまで大袈裟に考えなくとも、従容《しょうよう》と受け容《い》れるべきときは音もなく速やかにやってくるものだ。

それにしても、益軒先生の残した教えはまだまだキリがない。私がよけいなことばかり書くからこんな半端なことになってしまい、先生には伏してお詫《わ》びするしかあるまい。

『養生訓』巻六にはお医者さんの選び方、巻七には薬の用い方が詳述されている。しかし現代においてこれを考える場合、そのままでは通用しないことも多い。先生にはさらに申し訳ないが、ここでは私なりの医者選びと薬の用い方を示し、最後に巻八

「養老」の心がけについて考えてみたい。

先生もおっしゃるように、お医者さんはよくよく選ばなくてはならない。「凡《およ》そ大医たるには先《ま》づ儒書に通ずべし」、あるいは「易《えき》を知らざれば、以《もっ》て医となるべからず」などという言葉もあるらしく、要は医師という専門職といえども、人間を総合的に相手にするわけだから、総合的な学問が必要だというのである。

思えば医学も薬も日進月歩。「旧説《きゅうせつ》になづみて時の変をしらざる」も良医とは言えない。

総合的な学問だけでなく、かぎりない探究心と理解力、さらには実践力が求められるわけだから、これは生半可な仕事ではない。

しかもお医者さんは、元氣でなければならないと、私は思う。これはタフでなければ耐えられないという意味だけでなく、病氣も感染《うつ》るが元氣も感染るからである。お医者さんは、タフで明るく、しかも総合的な教養があって魅力的、そしてなにより私が求めたいのは、生命という不可思議な現象に対する謙虚さである。

治癒《ちゆ》という生命の自然現象を、適切に促すのがお医者さんだとすれば、お医者さんには自信過剰になってほしくない。個別のケースにおいて、奇跡が起きる可能性も信じるほどの謙虚さを求めたいのである。しかし自信過剰はいやだが自信がなさすぎるのも困るわけで、この辺の兼ね合いが非常に難しい。ともあれ、一人の人間として敬意をもてるお医者さんであれば、治療効果も高まるはずである。

「人身、病なきことあたはず」と益軒先生はおっしゃる。だから「医をまねきて治を求む」るのは誰しも必ず経験することだが、その際、上等の医者は「みだりに薬を施さ」ない。薬は毒と思い、なるべくなら飲まずに済む工夫が必要だろう。

私はここ数年、法要の前などに「半夏厚朴湯《はんげこうぼくとう》」をしばしば飲んでいる。喉《のど》が楽になるだけでなく、全身をリラックスさせてくれる効果もあるようだ。またからだに苦痛がある場合の緩和剤などは、我慢せずに積極的に飲むべきだと考えている。「我慢」は仏教の「七慢《しちまん》」の一つ。自分の考え方にこだわる傲慢さほどからだに悪いものはない。医師に求められる「臨機応変」の力が、養生する患者自身にとっても大切だということだろう。

飲む薬の量も、症状によってはみだりに小服にすべきではないのである。

さて最後に「養老」の心がけだが、『養生訓』巻八では、じつに多岐《たき》にわたって老いの戒《いまし》めや勧めを並べている。老いた我が身の処し方ばかりでなく、そこには老親への孝養の尽くし方まで含まれているのだ。詳しく知りたい方は、むろん原文に当たっていただくしかないが、ここでは益軒先生の唱える非常に高尚な「老い」の姿を示しておこう。

「年老《おい》ては、わが心の楽《たのしみ》の外《ほか》、万端、心にさしはさむべからず。時にしたがひ、自ら楽しむべし。自ら楽しむは、世俗の楽に非《あら》ず。只《ただ》、心にもとよりある楽を楽しみ、胸中に一物・一事のわづらひなく、天地四時《しいじ》、山川の好景《こうけい》、草木の欣栄《きんえい》、是又《これまた》、楽しむべし」

たしかに荘子も、老いこそは楽しむ時間だと言っている。しかしこんな境地が果たして私にも訪れるのだろうか。「心にもとよりある楽」と云うのが氣にかかる。また「草木の欣栄」とは仏さまのように高貴な楽しみではないか。

道は遥かに思えるが、期待して歩み続けるしかあるまい。

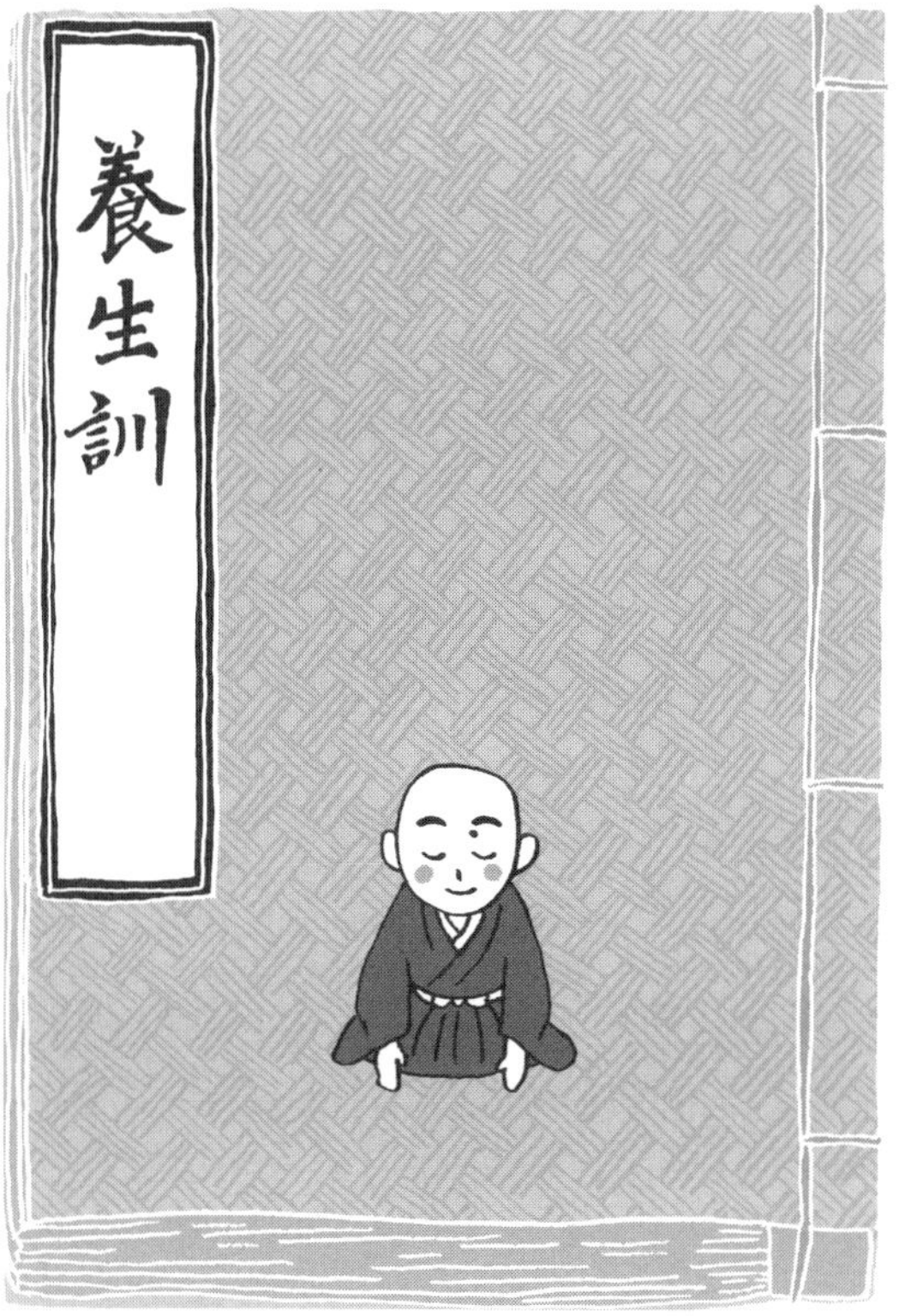
養生訓

「自愛」の作法

数えてみたら四十三回、ということは三年半続いたことになる。月刊『清流』での連載が終わり、「いのちの養生法」が改題されて刊行されることになった。

この間、むろん私は三歳半、加齢したわけだが、そんなことより大きかったのが、東日本大震災の体験である。

たしかそのせいで、何回か原稿が書けず、連載が中断された期間がある。ということはつまり、実際は三年半よりもっと長期の連載だったわけである。編集担当の長沼里香さんには大変ご迷惑をかけてしまったが、あらためてお詫び申し上げたい。

震災後、岩手、宮城、福島の三県内には夥《おびただ》しい仮設住宅が建設された。この建物は、台風で屋根が飛んだり、雨漏りがしたりと、ずいぶん建築じたいの杜撰《ずさん》さが話題になったけれど、なんと言ってもその狭さには驚かされる。老夫婦二人の世帯では、原則四畳半二間……。どういうわけか、自分で書いたこの本の原稿を通読しながら、私は仮設住宅に住む大勢の人々を思い浮かべて仕方なかった。

何度か仮設住宅にはお邪魔をしたのだが、全てのケースにおいて、一部屋は完全に寝室になっており、もう一つの部屋に冷蔵庫やテレビ、電子レンジなど、あらゆる必需品が「林立」している状況だった。特に高齢者の方々にとっては、晩年に突然、いわれなくこのような境遇に貶《おとし》められる以上の不幸は、滅多にあるまいと思う。

正直申し上げて、そこは「理想の居室」とは程遠いのである。

自宅にいることさえできれば、掃除をしたり草引きをしたり、いかな年寄と雖《いえど》もすることはいくらでもあった。ところが仮設住宅では、何もする氣になれないし、実際呆然として過ごしているのである。

そうして考えてみると、我々の暮らしにおける養生が、いかに暮らしそのものに密着していたかに思い当たる。自分たちの家があり、庭があり、そして自ら耕した田畑があればこそ、その世話をしたいという欲求が自然な「養生」になっていたのではないか。

環境の全てを奪われたということは、日常的な養生の契機を失ったということではないだろうか。

仮設住宅に住む人々は、概ね血圧が三〇ミリ程度上がっているという。氣力の衰えによる運動不足、対人関係の減少などによるストレスではないかと、推測されている。鬱気味の人も多くなっている。

伊達市などでは市民や仮設住宅の住民のため、運動プログラムや指導する人材を提供しているようだが、要はそうして外から促さないと、被災者じしんでは自分のからだを養生しきれないということだ。

これは本当に、国家的なゆゆしき事態だと思う。

むろんこの本は、仮設住宅に住む人々のために書いたわけじゃない。そのような状況のなかで読めば、場合によっては普通に暮らす人々が妬ましく、また理不尽への怒りが再燃するかもしれない。

しかしどうか氣を取りなおし、「自愛」を始めてほしいのだ。

今やこの国には、被災者ばかりでなく、「自愛」すべき人々が大勢いる。国や行政がどんなに立派な施策を実現したとしても、我が身は「自愛」するほかに、守りようがないのである。

この本は、いわばさまざまな「自愛」の仕方を紹介したものだ。「お大切」という、他者への温かな心情を、少しだけ自分に振り向ける「手」についても述べている。生きにくさを感じる世の中にあって、今はそうして自分のからだに意識を密着させ、内慾を避けて、外邪を遠のけることこそ肝要ではないか。

本書を手に取る方には、むろん仮設住宅どころか立派な邸宅にお住いの方だっているだろう。

しかし自由に動ける空間のなかで、あなたは果たして自分のからだを使いこなしているだろうか。からだを使いこなすことも、心を司ることも、そう簡単ではないはずである。

この本が少しでも自分のからだや心とつきあう上での手引きになり、ひいては「ご自愛」の道しるべになれば嬉しい。

最後に、大震災以降の混乱収まらぬいまこの時期に、この本が刊行されることを、心から感謝申し上げたい。

単行本化に当たっては、編集部の古満温氏に大変お世話になった。また連載のときから、いつも含蓄に富んだ挿絵を描いてくださった川口澄子さんには格別の感謝を捧げたい。本文を読み、彼女の絵を見るからこそ、連載中からここにある養生法を真似る人々が絶えなかったのではないだろうか。私も毎回、楽しみに拝見したものである。

ご紹介した養生法は、試すだけでなく、どれか一つでも永く続け、自分なりの「自愛」の作法を身につけていただけることを念じつつ、拙い「あとがき」の結びとしたい。

平成二十四年六月一日　　慧日山にて、玄侑宗久誌す

初出

本書は月刊『清流』連載「いのちの養生法」（二〇〇八年十月号から二〇一二年四月号）を加筆修正し、単行本化したものです。

玄侑宗久（げんゆう・そうきゅう）

1956年、福島県生まれ。作家・臨済宗妙心寺派福聚寺住職。慶應義塾大学中国文学科卒業後、さまざまな職業経験のあと、京都の天龍寺専門道場に入門。僧職とともに執筆活動を行ない、平成2001年、『中陰の花』で第125回芥川賞を受賞。講演会や福島県警通訳（英語・中国語）を務めるなど、幅広く活躍。東日本大震災「復興構想会議」のメンバー。近著は『無常という力』（新潮社）『福島に生きる』（双葉社）『地蔵のこころ日本人のちから』（佼成出版社）『玄侑宗久の生きる力』（六耀社）など。『息の発見』（五木寛之氏／平凡社）『原子力と宗教』（鎌田東二氏／角川学芸出版）など対談本も多い。

自愛の手引書
養生事始

2012年7月18日［初版第1刷発行］

著　　者　玄侑宗久
発 行 者　藤木健太郎
発 行 所　清流出版株式会社
東京都千代田区神田神保町 3-7-1 〒101-0051
電話 03（3288）5405
振替 00130-0-770500
（編集担当　古満 温）

印刷・製本　大日本印刷株式会社

ISBN978-4-86029-388-8　C0095
http://www.seiryupub.co.jp/